【親子二人三脚歯科矯正】が

子どもの

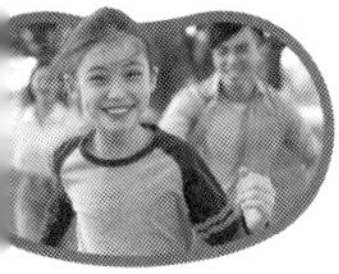

人生を変える！

日本矯正歯科学会認定医
村瀬千明

SUN RISE

はじめに

この本を手に取っていただき、ありがとうございます。歯科医師の村瀬千明です。

歯科矯正について学び、矯正治療の認定医である私が患者さんと向き合う日々の中で、多くのことを考えさせられてきました。特に、子どもの矯正治療については思うところがあります。

私自身が、子どものしあわせを願う母だからでしょうか。歯並びを整えるという目的で治療をすることで、子どもたちはその目的の何倍もの価値を手にすることができるということを、一人でも多くの方々に知ってほしいと強く願っています。

しかし、その事実を知る人は少ないですし、初めてお会いした私が説明をしても、すぐに理解をしていただくことが難しいのです。

お子さまを連れてやってくる親御さんたちには歯科矯正のイメージがすでにあり、わが子の歯並びや治療内容、費用などさまざまなことが気になって、じっくり話を聞く態勢ができていないからなのかもしれません。

そこで、本にまとめることを考えました。

この本で、子どもの矯正治療の意味やプロセスだけでなく、親として治療中の子どもにどう接するかといったことまでご説明できれば、理解を深めていただけると思いました。お子さまが成長する力を利用して矯正していく治療法は、必ずお子さまの将来を明るいものにしてくれる！

私はそんな確信をもって日々、治療にあたっています。でも、治療には地道な努力と時間が必要で、決して簡単なものではありません。それを理解したうえで、お子さまに寄り添っていただきたいし、親子二人三脚で治療に向き合っていただきたい。

そうすれば、お子さまはきっと治療をやり切ることができ、高い自己肯定感を持てる大人に成長します。顔立ちも整い、健康的になります。

私も歯科医師として寄り添います。二人三脚で歩む親子の手を取り、転ばないように導くことができたらうれしいです。

村瀬　千明

もくじ

第3章 小児矯正に関するQ&A

第4章 親御さんたちに知っておいてほしいこと

第1章

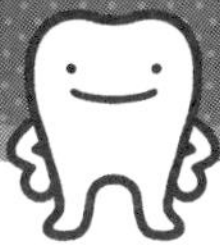

子どもに明るい未来をプレゼント

お子さまには、どのように育ってほしいですか？

子育て中のみなさん。みなさんは、ご自分のお子さまにどのように育ってほしいと思いますか？

細かい部分を考えれば、それぞれ望むことは違うかもしれません。ただ、基本的にはどんな親もみんな、子どものしあわせを願っているもの。人生の荒波に直面することはあっても、それをうまく乗り越えてしあわせな一生を送ってほしい。

もちろん、２人の子を育てている私もそうです。親の希望を押し付けるつもりはありませんが、どんな進路を歩み、どんな場所に住み、どんな家庭を築いたとしても、あるいは結婚しない人生を選んだとしても、子どもにはしあわせでいてもらいたいです。

では、しあわせな人生のためには何が必要なのか。

私は常々、しあわせには健康が必要だと考えてきました。それに間違いはないと思っています。

そのうえで、ある1冊の本に出会ってから、しあわせになるために必要なことがはっきりとわかった気がしています。

その本とは、精神科医の樺沢紫苑先生の著作である『精神科医が見つけた3つの幸福最新科学から最高の人生をつくる方法』（飛鳥新社）です。

この本では、しあわせには「心と体の健康」「つながり・愛」「成功・お金」の3つの種類があると説明されています。

そしてこの3つには優先順位があって、その順番を間違えないことが大切。

「心と体の健康⬇つながり・愛⬇成功・お金」の順番です。特に、はじめの2つを大切にしなければなりません。

結局のところ、しあわせになるために一番必要なのは、「心と体の健康」なのです。その次に「つながり・愛」、つまり人間関係やコミュニケーション。この2つがしっかりと土台になって、初めて「成功・お金」が手に入るのかもしれません。

しあわせを考えた時に、つい「何かで成功して称賛を受けるような人になるといいな」とか、「いい暮らしができるように、お金持ちになるといいな」と表面的な豊かさを求めがちになりますが、それは健康や人との関わりといった土台がなければなかなか手に入らないし、土台なしで手に入れたとしても、あまりしあわせを感じられない可能性があるということなのです。

だから、子どものしあわせを願う親としては、まずは子どもの健康に留意したいですね。

さらに、子どもが人とうまく関われるようになればうれしいですね。

そう考えた時に、私は歯科医師として、歯科医師でなければなかなか気づけない〝ある重要な事実〟をたくさんの人に知っていただきたいと思いました。その事実とは……。

子どもの歯科矯正が、健康や人間関係に大きく影響する！

ご存じだったでしょうか。

歯科矯正と言えば、歯並びをきれいにすることだと思っている方が大半だと思いますし、実際に私のクリニックにお子さまを連れていらっしゃる親御さんたちも歯並びが悪いことを気にして来院されます。

が、歯科矯正は実は単なる歯並びの治療ではありません。

子どもの未来さえも変えられるような、その子の人生にとって大きな意味を持つ一大プロジェクトなのです。

子どもの歯科矯正で「心と体の健康」を手に入れる

ではまず、なぜ歯科矯正が健康に影響するのかをお伝えしていきます。

歯並びが悪くなる原因。それは、口呼吸にあります。

本来、呼吸法として正しいのは鼻呼吸です。人間の体は、鼻呼吸によって健康を保ったり成長したりするようになっています。

あごの骨も、鼻呼吸によって正常に発達します。

ところが、口呼吸では正常に発達することができないので、あごが小さくなってしまいます。小さなあごではスペースが十分ではないので、歯はひしめき合い、きれいに並ぶことができないわけです。

また、口呼吸では口が開いた状態になるので、口を閉じておくための筋力が育たないこともあごの成長のためにマイナスとなります。

みなさんに強くお伝えしたいことは、口呼吸は健康面でたくさんのデメリットをもたらす呼吸法だということです。

つまり子どもの歯並びの悪さは、口呼吸によるさまざまなデメリットの中のたったひとつに過ぎません。ただ、目で見てわかるために、他のデメリットよりも親が気づきやすいわけです。そこで、親御さんはまず「うちの子の歯並びを治さなくちゃ！」と、お子さまを連れて歯科医院を訪ねていらっしゃいます。

歯科医院にもそれぞれ矯正に対する考え方があり、掲げる治療目標も同じではありません。ただ、私がお子さまの歯科矯正治療にあたる時には、確固たる方針をもってお子さまと親御さんに向き合っています。

それは、

歯並びが悪くなる原因である呼吸法の改善から取り組むこと！

口呼吸から鼻呼吸へと呼吸法が改善されれば健康面でのデメリットが解消され、結果的にはデメリットのひとつであった歯並びもきれいになるのです。

しかも、歯並びがきれいになるということは、あごが正常に発達するということなので、正しい顔の骨格を手に入れられる、つまりは容姿も整うということになります。

そしてそのためには、あごの成長が終わってから歯科矯正をしても遅いのです。成長が終わる前に、正しく成長するように促さなくてはなりません。

世の中の親御さんたちは、歯科医師でもない限りはまず、この事実をご存じありません。それは当然です。そんなことを学ぶ機会はないのですから。

でも、子育てにおいてはとても大切なことなのです。ぜひ子どもの歯科矯正の本来の役割を知っておいていただきたいので、私は本書を通して強く訴えたいのです。

①正しい呼吸法は、鼻呼吸である
②口呼吸は、健康にデメリットを与える大きな原因となっている
③口呼吸によるたくさんのデメリットのひとつに、歯並びの悪さがある
④口呼吸を鼻呼吸に改善すれば、健康面で良いことがたくさんある
⑤あごの骨や口まわりの筋力も正常に発達するため、整った歯並びと容姿が手に入る
⑥ただし、あごの成長が終わってからでは意味がないので、矯正のスタート時期が重要である

わかりやすくまとめてみると、以上の６つがポイントとなります。

お子さまのしあわせな未来を本当に願うのなら、子どもの歯科矯正の重要な意味をぜひ理解していただき、歯科医院と協力して根気よく治療していくことが大事です。

口呼吸のデメリット

歯並びの悪さは、口呼吸のたくさんのデメリットのひとつでしかない……。このことを

深く理解していただくために、実際に歯並びの悪さ以外にどんなデメリットがあるのかをご説明していきます。

【体内に直接ウイルスや細菌、ホコリなどが入り込む】

鼻呼吸の場合は、空気中のウイルスや細菌、ホコリなどを吸い込んでも、粘膜で覆われた鼻腔で取り除くことができます。

しかし口呼吸では、途中で取り除く機能がないために、そのまま体内に吸い込んでしまいます。その結果、風邪やインフルエンザなどの感染症にかかりやすくなります。

【歯周病のリスクが高まる】

口呼吸をしていると、口の中が乾いて唾液が分泌されにくくなります。

唾液は単なる消化液ではなくて、免疫力の強い体をつくるために重要な役割を果たしているのです。だから風邪やインフルエンザなどの感染症の予防、がんや脳卒中の予防、肥満や生活習慣病の予防などを担っていますし、歯周病や虫歯といった口の中の健康やアンチエイジングなどにも深く関わっています。

その中でも何より意識したいのは、歯周病のリスクです。口の中が乾くと、歯周病の菌が繁殖しやすくなります。すると歯茎《はぐき》が炎症を起こし、出血したらその傷から歯周病菌が体内に入って、血管を通して全身にまわってしまうのです。

すると、脳血管障害や心臓血管疾患、動脈硬化、糖尿病などさまざまな病気につながります。

口呼吸によって、唾液が分泌されにくくなることで歯周病になりやすくなり、全身を危険にさらすことになってしまいます。

【細胞に酸素が十分に届かない】

口呼吸でも酸素は取り込めます。ただ、肺の一部分にしか空気を取り込めないため、鼻呼吸よりも効率が悪く、何度も呼吸することになり、エネルギーを消耗してしまいます。

体が活用できる酸素量は、実は二酸化炭素が決めているのです。生きるために必要な酸素を活用できるかどうかは、多くの人が「吐き出した〝いらないもの〟」と思っている二酸化炭素が左右するなんて意外ですよね。

口で息をしていると二酸化炭素が排出され過ぎてしまい、赤血球が酸素を細胞に運ぶのに必要な量の二酸化炭素が維持できなくなります。すると悪循環でより苦しくなり、口呼吸をしてしまいます。

これが口呼吸者にみられる慢性的な過呼吸の状態です。

このような状態が続くと、代謝が低下して疲れやすいだけでなく疲れから回復しにくくなり、不安にもなりやすいなど、たくさんの健康上の問題が生じやすくなります。

【睡眠障害】

口呼吸のせいであごが正常に発達しないと、歯並びが悪くなるだけでなく、気道を確保しにくくなります。

あごが前方に成長せず後ろに下がった状態になるので、その分、気道が狭くなってしまうのです。

また、あごが小さければ口の中に舌が収まりきらず、気道にはみ出してしまうこともあります。

あおむけに寝ていると、特に重力で舌が気道側に落ち込み、気道がより狭くなるために呼吸がしづらくなり、睡眠時無呼吸症候群などを引き起こして心身にダメージを与えます。

パッと思いつくだけでも、こうした弊害があります。ちょっと難しく感じるかもしれませんが、ごく簡単に言えば、口呼吸では口の中が乾いてしまうし、きちんとに息も吸えないということなのです。

あごを前に出して猫背になりがちですし、最近では、精神疾患を引き起こすとも言われています。体の健康だけでなく、心の健康にも深く関わっているということですね。とにかく口呼吸にはいいことがありません！

それなのに、今は口呼吸の人が増えているようです。特にコロナ禍以降は、子どもでもマスクをする時間が長いために、鼻呼吸に息苦しさを感じて口呼吸をしてしまう子が多くなっているのではないでしょうか。

小学生の娘とプールに遊びに行くと、マスクを外して遊んでいる子どもたちの口元を見ることができるのですが、歯並びの悪い子が多いことに驚きます。私自身が調査研究をしているわけではないので確実なことは言えませんが、コロナ禍のマスクが口呼吸を誘発し、歯並びの悪い子が増えているような気がしてなりません。

また、私が幼稚園で歯科検診を担当した時の実感として、虫歯が減っているのに対して、歯並びの悪い子どもは増えています。10年前には考えられなかったのですが、今はほとんどの子どもが歯並びに問題を抱えています。

子どものしあわせのための優先順位第1位の「心と体の健康」は、口呼吸をしていては手に入らない。それをご理解いただけたでしょうか。

鼻呼吸をすることで、身体は健全に発育し、正常に機能して元気でいられるのです。口呼吸では健康面でのデメリットがたくさんあり、歯並びの悪さその中のひとつにすぎません。

だから、お子さまの健やかな成長を願うのであれば、鼻呼吸を習慣づけるべきですよね。その結果として、美しい歯並びも一緒に手に入れることができます。

子どもの歯科矯正で「つながり・愛」も手に入れる！

では、優先順位第2位の「つながり・愛」を手に入れることを考えてみましょう。

樺沢紫苑先生によると、「つながり・愛」は「誰かと一緒にいることで安心感を得るしあわせ」です。つまり、人との関わりがうまくいくことが大切になってきます。

人はやはり、人とのつながりの中で生きていくもの。仲の良い友人や仲間に恵まれて、上司や先輩からはかわいがられ、部下や後輩からは慕われる、そんな人に育ってくれたら親としてもうれしいですよね。

もちろんいろいろな個性がありますから、人と一緒にいるよりは一人でいる方が好きとか、孤独を愛するタイプの人もいます。でも、社会で生きていく限りは必ず人と関わる場面があります。基本的には一人でいることを好んだとしても、人と接する時にはうまく関われるように育てることが大事です。

人と関わる頻度や濃さはそれぞれ違っても、感じ良くコミュニケーションが取れれば、ムダな人間関係の摩擦は生まれません。一人を好む人ほど人と接することに慣れていないので、必要な時にうまく人とつながれるようになってほしいものです。

私が改めてお伝えしなくても、みなさんも人間関係の大切さはよくご存じだと思います。ただ、そのためにどうすればいいのかが難しいですよね。

歯科医師として大勢の子どもたちと接してきた経験から、「うまく人と関われるのは、自己肯定感が高い子」だと私は考えています。

みなさんのまわりにいる、ちょっと困った人を思い浮かべてください。自己肯定感が低い人が多いと思いませんか？

いつもオドオドしていて、人の顔色ばかりをうかがう。
いつも人と自分を比べて、勝てると思う部分があればマウントを取る。

この2パターンの困ったさんは、正反対のように見えて、実はどちらも自己肯定感が低いせいで人とうまく関われないのです。

オドオドさんは自分に自信がないし、マウントさんも自信がないから人のことばかりが気になって、「勝ちたい！」という歪んだ自意識でいっぱいになっているわけです。

自己肯定感が高い人は、人の目を気にせずに堂々としています。自分で自分を認められるから、卑屈になることも高慢になることもありません。

そういう人に、人は、好印象を持つものですよね。否定されたり恐れられたりすることなく、いつも人から気持ちよく受け入れてもらえます。

よく言われることですが、やはり自己肯定感の高い人は強いのです。そして、その自己肯定感に大きな影響を与えているのが、「顔立ち」だと私は思っています。

顔立ちが良ければ、自己肯定感が高まりやすい。こう言ってしまうと身も蓋もありませんが、これは絶対的な事実です。

そして、子どもの歯科矯正によって顔の骨格が正しく成長することで、整った顔立ちを手に入れることができるのです。

勘違いしていただきたくないのは、ここで言う「整った顔立ち」は、人から称賛される美男美女のことではありません。

美しさには、目鼻口といったパーツの形も大きく影響しますので、歯科矯正でパーツまできれいにできるというものではないです。

ただ、顔の骨格が正しく成長すれば、人から揶揄《やゆ》されるような顔立ちにはなりにくい。目鼻立ちがきれいでなかったとしても、整った骨格で、きれいな歯を見せてニッコリと笑うことができたら、美しく見えます。

そのため、容姿を揶揄されるようなことにはならないはずです。だからきっと、自己肯定感も高まっていきます。

また、歯科矯正は根気のいる治療ですので、きちんとやり終えることができたなら、それは子どもにとって大いなる自信になります。その自信も、自己肯定感を高めるために一役買ってくれることでしょう。

「成功・お金」を手に入れることも難しくない

歯科矯正で「心と体の健康」「つながり・愛」を手に入れられたら、「成功・お金」を手に入れる可能性も高まると思います。健康で人と良好な関係を築けるだけでも十分ですが、自己肯定感が高い人に育つことが「成功・お金」にもプラスに働くからです。

たとえばアメリカの例ではありますが、『残酷すぎる成功法則』（エリック・バーカー著　飛鳥新社）という本には、調査の結果として「美しい女性は４％ほど収入が高く、ハンサムな男性は３％ほど収入が高い」ことが語られています。

ただし、それは外見がいいからという理由ではなく、外見がいい人は自信を持つようになるからだということです。子どもの歯科矯正で整った顔の骨格を手に入れ、根気よく治療と向き合えたことで自信を持てたら、それが成功への力になると思いませんか？

親としては、我が子が健康で人から好感を持たれるような人に育てば、十分しあわせだと思います。でも、そこに「成功・お金」というオマケもついてくればもっとうれしい！

だから、子どものうちにきちんと歯科矯正の治療を受けさせることができたなら、子どもにすばらしい未来をプレゼントすることと同じなのではないでしょうか。

お口の健康には
メリットがたくさんある！

私には「子どものしあわせは、子どものうちに歯科矯正治療をすることで実現できる」という強い想いがあります。

それをここまで語ってきたわけですが、「しあわせ」と「歯科矯正」という言葉のニュアンスがかけ離れているので、どうもピンとこないという方もいらっしゃると思います。

とにかく、

①健康のためには鼻呼吸が大切
②鼻呼吸が習慣づけられれば、歯並びも含めて顔の骨格が正しく成長する
③骨格が正しく成長すれば、顔立ちも整う

という3つのステップが、しあわせを連れてくると覚えていただければ大丈夫です！

だから、お子さまの歯並びが気になったら、鼻呼吸の習慣づけと並行して歯科矯正を考えてみる価値はあります。骨格の成長に合わせて、歯並びをきれいにしていけるのです。

その結果、顔立ちも整えば最高ではありませんか？


さらにここで、もう少し身近でわかりやすい側面からも、歯科矯正の大切さをお伝えしておきます。

まず、歯科矯正を行うことは、口の中の健康状態を良くすることです。そして、口の中が健康であると、健康と顔立ち以外にもたくさんのメリットを受け取ることができます。

では、具体的にはどんなメリットがあるのでしょうか。


【頭が良くなる】

口の中が健康だと、しっかり噛むことができます。噛む刺激によって、脳のシナプスの成長が促されます。すなわち、頭が良くなります。

だから、脳の成長発育が終わりを迎える12歳頃までに、しっかり噛むことが大変重要なのです。

噛み合わせが悪かったり、虫歯や歯周病があったり、口の中が健康でない子は、しっかり噛むことができません。

【運動能力の向上】

歯をしっかり噛みしめると、あごだけでなく首筋、胸、背中の筋肉を動かし、大きな力を発揮できます。

たとえばサッカー選手は、シュートの瞬間にグッと歯を噛みしめるので、噛み合わせがとても重要であると考える人が多いです。プロ野球でも、広島県歯科医師会が、広島東洋カープからの依頼で新入団選手の歯科検診を実施しています。

アスリートが歯のケアを大切にしているのは、歯の健康と運動能力とが深く関わっているからなのです。

【ストレスの軽減】

子どもなりに、日々のストレスを抱えているはず。歯痛や口臭、歯並びの悪さといった口の中のトラブルは、さらにストレスを増やす要因となります。

また、ストレスがいろいろな歯科疾患の原因になることもあり、それだけ歯とストレスの関係は深いのです。

【健康寿命が長くなる】

我が子が高齢者となる未来なんて、まだ想像もできないかもしれません。でも、誰でも確実に年を取ります。

そして、日本人の平均寿命は長い。

できるだけ健康寿命（制限なく日常生活を送れる期間）も長くしたいものですが、「残っている歯が多いほど健康寿命は長くなる」ということがわかっています。

つまり、歯が健康である人のほうが、介助や介護などを受けずに自分で生活できる期間が長いということになります。

【経済的負担が軽くなる】

歯のケアをすることは、全身の病気の予防につながります。そのため、歯科治療だけでなく、他の多くの病気の治療を受ける可能性を低くするため、医療費の負担が少なくなります。

こうしたメリットがあることを考えれば、口の健康を保つことがいかに大切かがわかりますよね。

確かに、歯並びが悪いからといって、すぐに重い病気になるとか命に関わるとかいうわけではありません。でも、確実に子どもの健康を脅かし、たくさんのデメリットの原因となることはわかっています。

我が子に明るい未来をプレゼントしたいのなら、どうぞ歯並びをチェックしてみてください。そして、もし歯並びに問題があると思ったら、信頼できる歯科医にご相談ください。

第
2
章

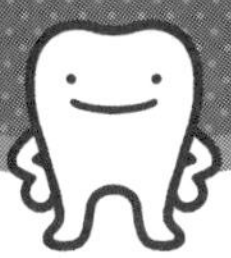

顔の骨格から変える子どもの歯科矯正

大人の矯正と子どもの矯正の違い

歯並びの悪さの原因のほとんどは、口呼吸になってしまっていることです。歯並びの悪さは、口呼吸のせいで数多く引き起こされるデメリットの中のひとつであり、正しい鼻呼吸を身に付けて根本的な原因から改善すれば、美しい歯並びになるだけでなく、心身の健康や顔立ちにも良い影響があります。

こうしたことを、第1章でお伝えできたと思います。

それなら実際、歯科矯正はどのように治療するのでしょうか。口呼吸を鼻呼吸に改善するとはどういうことなのかも、なかなかピンときませんよね。本章では、その具体的な治療法についてもお伝えしていきます。

ただその前に、大人の歯科矯正と子どもの歯科矯正との違いについて、まずはお話しさせてください。

大人の歯科矯正は、すでに成長を終えてしまった骨格の中で、歯並びをきれいにするためにベストを尽くす治療です。

つまり、もう変えようのない骨格の中で、できることは限られているわけですが、その制限の中で歯並びを整えていきます。

一方で子どもの歯科矯正は、成長期の子どもの顔の骨格を正しく成長させ、顔立ちまでも変えていく治療です。

骨格が発達しないせいで歯がキレイに並ぶスペースがなくなってしまうので、しっかりと成長させることでそのスペースが確保できれば歯並びも整います。

成長途中である子どもだからこそできることで、成長が終わる時点で正しく発達していれば、その先も歯並びが乱れることが少なくなります。

どうでしょう。子どもの矯正は大人の矯正に比べて、とても可能性があると思いませんか？

骨格の正しい成長は鼻呼吸をすることで促されるので、顔立ちだけでなく健康にもいい影響を期待できます。でも、大人の矯正ではそういうメリットがないのです。

成長を利用して顔の骨格から整えていく子どもの矯正は、まさにその子の将来を左右するものだと言っても過言ではありません。

また、費用にも大きな違いがあります。子どもの矯正治療であれば50万円ほどで済みますが、大人の治療になるとその倍もかかるため、なおさら子どものうちに治療しておくことをおすすめしたいです。

村瀬千明流の
子どもの歯科矯正治療

では実際には、子どもの矯正治療はどのように行うのでしょうか。

これは歯科医院の方針や治療目標によってさまざまなので、一概に「子どもの矯正治療法はコレです！」と言うことはできません。

たとえば、これまでお伝えしてきた「骨格の正しい成長を促す」という考え方を採り入れている医院ばかりではないということです。大人の矯正治療と同じように、歯並びを整えることを一番の目的としているケースもあります。

そういうケースでは、みなさんがよくイメージするような、歯に矯正装置を装着した治療が中心となると思います。

私が言えるのは、私自身がどのような治療をするのか、ということです。

私は歯並びだけに目を向けるのではなく、「骨格の正しい成長を促すことで結果的に歯並びも矯正できる」という事実を大切にしているので、骨格の発達を促すためのトレーニングを実践しなくてははじまらないと考えています。

もちろん、矯正装置の装着も必要です。

みなさんは、四角いスイカをご存じでしょうか。丸いはずのスイカなのに、香川県の善通寺市ではサイコロのように四角いスイカが栽培されています。これは、実がまだ小さいうちに立方体の容器に入れて栽培することで、成長した時には四角くなるのだそうです。

歯科矯正の装置は、この立方体の容器と同じ。成長期の子どもの歯を、きれいなアーチ型の装置という容器にはめれば、整った形で成長していきます。

ですから、私が行う子どもの歯科矯正治療は、

①骨格を正しく成長させる教育プログラム
②矯正装置の装着

この2本柱で進めていきます。

治療を受けるお子さまはもちろんのこと、お子さまを医院に連れて来る親御さんも、ほとんどは①の教育プログラムの重要性をご存じありません。でも、トレーニングなしでは根本的な改善ができないのです。

根本的に改善されなければ、矯正装置という型にはめて歯並びが良くなったとしても、それは一時的なもので、時間が経てば再び乱れてくる可能性は高くなります。

だから、私の治療はまず、教育プログラムの重要性をお伝えするところからスタートします。トレーニングは毎日の実践が大切なので、親御さんにも理解と協力をしていただきたいのです。

何と言っても、骨格の発達を意識して呼吸法から改善すれば、健康と整った顔立ちが手に入るのです！　親としては、①こそ大事にしたいところではないでしょうか。

教育プログラムの意味

教育プログラムを理解していただくには、口呼吸をしているとなぜ歯並びに影響するのかを説明する必要があると思います。

簡単に言えば、口呼吸をすると口が開いた状態になるので、舌で上あごを刺激できなくなるからです。

鼻呼吸ができていれば口は閉じているので、舌のポジションは上あごにくっついているはずです。ところが口が開いていると、舌は上あごから離れて下に下がってしまいます。

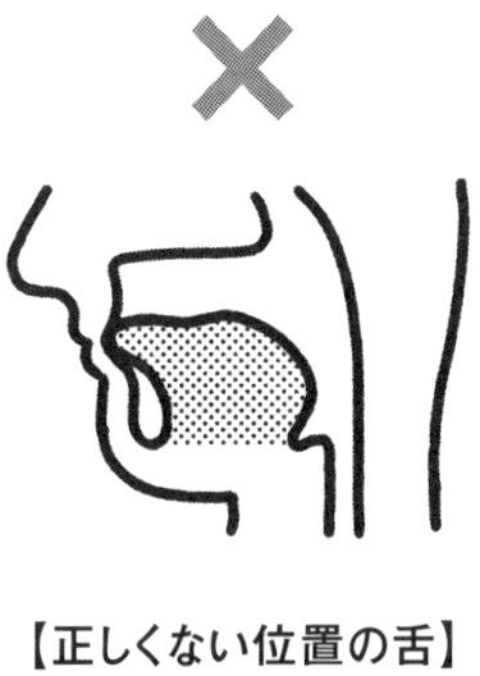

【正しくない位置の舌】
下に下がり、上あごから離れています

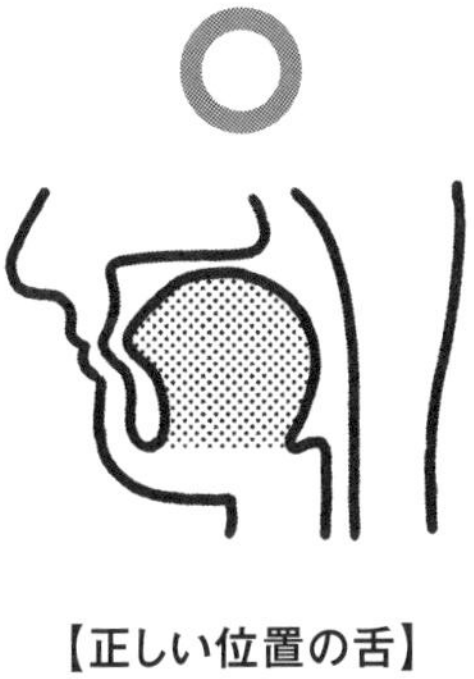

【正しい位置の舌】
上あごにしっかりついています

人は、一日に２０００回唾を飲み込むと言われています。その時の〝ごっくん〟という動きの中で、舌が上あごにピッタリとくっついていれば、自然に上あごを押すことになりますよね。

上あごは、この押される刺激で自然に成長していくのです。

ところが舌のポジションが上あごから離れていれば、まったく刺激を送ることができません。つまり、十分に成長できなくなるわけです。

舌の力が加わるベクトルが、一日２０００回も間違った方向に行ってしまう。上あごを押すはずが、下あごを刺激してしまって下あごばかりが発達することもあります。すると噛み合わせが崩れてくるし、顔立ちも崩れてきます。

顔まわりの表情筋の過度な緊張が歯並びに影響することもあります。

だから、呼吸法と舌の位置、顔まわりの表情筋の使い方がとても大切で、それらを正しくするためにトレーニングを行うのです。

教育プログラムとはどんな内容か

では簡単に、教育プログラムの具体的なトレーニング内容を説明します。

①姿勢のトレーニング

たとえば猫背で深呼吸をしようとしても、難しいですよね。つまり、猫背は息を吸いにくい姿勢だということです。背中が丸まって首が前に下がることで、鼻から肺につながる気道がカーブしてしまいますから。

十分に息を吸い込むには、気道がまっすぐな状態が望ましい。だから姿勢をまっすぐにして、自然に空気を取り込めるようにします。

②口ではなく鼻で呼吸をすることを意識させる

口を閉じて、鼻で息をすることを教えます。ゆっくりと静かに呼吸をすることで、外気と肺の中の空気が抵抗なく出入りします。

この時、胸呼吸にすると肺の上部3分の1にしか酸素が供給されないので、肺全体にしっかり酸素を送れる腹式呼吸も練習します。

ちなみに、体は使わないと萎縮していきますよね。たとえば、寝たきりになると足が細くなると言われます。同様に、鼻も使わなければ鼻骨が育ちません。そして、鼻の穴が次第に前を向いてしまうのです。

一方で、成長期にきちんと鼻呼吸をして鼻を使えば、鼻骨も育って鼻が高くなると言われています。

我が子の鼻の高さも、鼻呼吸ができるかどうかにかかっている！　そう思えば、なんとか鼻呼吸をさせようという気持ちになりませんか？

③舌の正しいポジションを教える

舌のポジションなんて、家庭でも学校でも教えないものです。でも、体の正常な発育と機能を考えた場合、舌は口を閉じた状態で常に上あごにくっついているべきなのです。

ただ、そのポジションを教えたからといって、すぐに舌を正しい位置に置くことはできません。これまで生きてきた過程で身についてしまったクセや舌の下のひだ（舌小帯《ぜつしょうたい》）の付き方の違いで、ポジショニングがうまくできないものです。
それを修正するために、舌を上に上げる筋力トレーニングを行います。

④飲み込み方の練習

人間はどうやってモノを飲み込んでいるのかというと、舌の付け根あたりの筋肉を動かしています。舌の中心部から先は動かさず、根元部分の蠕動《ぜんどう》運動（筋肉の収縮が波のように伝わる運動）で飲み込んでいるのです。

でも、歯のない状態で母乳を吸っていた時の名残で、幼児のように顔面の筋肉を使って飲み込むクセが取れていない子どもたちも多いです。

まずは正しい飲み込み方を説明し、鏡を見ながら実際に飲み込んでみてもらいます。幼児期のクセが取れていない場合は、顔の筋肉が動いてしまうので、鏡を見ればすぐにわかります。

自分が正しい飲み込み方ができていないことを自覚するところからはじめるのです。

大まかにはこの4種類のトレーニングをするために、細かくプログラムをつくっています。ご家庭で毎日トレーニングに取り組んでいただき、診療の際に、トレーニングができているかどうかをチェックします。

教育プログラムは、日々根気よく続けていかなければ効果も表れにくいので、お子さまを励ます親御さんのサポートが必要不可欠です。ぜひ、お子さまのトレーニングを日々、支えてあげてください。

矯正装置の装着

治療のもうひとつの柱である、矯正装置についても少し触れておきます。

矯正治療に使われる装置はさまざまあるのですが、私は基本的には上下一体型のマウスピースを使っています。

このマウスピースを起きている時間のうち1〜2時間ほど装着してもらいます。これは、噛む筋肉と口を閉じる筋肉を鍛えるためです。

マウスピースを奥歯でしっかり噛みます。すると、マウスピースを入れたことで口が閉じにくくなります。それでも口を閉じる練習を続けることで、口を閉じる筋肉が鍛えられます。それにより、いつも口が開いてしまっている子も、口を閉じやすくなります。

鼻呼吸をするための最大の方法は、口を閉じること！

試しに、口を開けたまま鼻呼吸をしてみてください。難しいですよね。口が開いていると鼻呼吸できない、つまりは口を閉じられるようになれば鼻呼吸ができる。口を閉じやすくするために、口をしっかり閉じる筋肉を鍛えます。

それから、毎晩の就寝中にも装着してもらいます。これは先ほどお話しした四角いスイカをつくる理論で、成長過程にあるお子さまの歯列をキレイなアーチ型にはめ、その型の通りにきれいな歯列にするためです。

こうして現状ではマウスピースを使っていますが、新たな装置が開発されるなど、その時々で良いとされるものが変わっていく可能性はあります。

いずれにしても、個々の患者さんに対して、その時に最適な装置を選んでいきたいと思っています。

正しい歯科医院選びとは？

みなさんは、大切な我が子の矯正治療を考えた時に、どんな歯科医院に行きますか？選ぶ基準は、そのご家庭の考え方によってさまざまだと思います。

私自身は母親として、その場しのぎのような治療はしたくありません。そんな治療は、小さな子どもにとっては強制的な詰め込み教育のようなもので、意味がないと思っているのです。

歯科医師であり母親でもある私は、子どもの歯科矯正治療に対しては特別な思いを持っています。

目の前のお子さまの将来を考え、少しでも明るい未来をプレゼントしたい。だから、教育プログラムと矯正装置の2本柱で、顔の骨格から整える治療を行いたい。

でも、ご家庭の事情やお子さまの性質などを考え合わせて、教育プログラムが負担だと感じられる場合もあるでしょう。

そういうご家庭には、矯正装置をメインにした治療のほうが適しているということになります。自分の治療方針だけが正解だとは思っていません。

大切なのは、ご家庭それぞれがお子さまの矯正治療についてどう考えるか、なのです。しっかりとした考え方の軸があれば、それと合った治療方針の歯科医院に通われるといいと思います。

他にも、子ども連れで遠方には通いにくいのでできるだけ近所の歯科医院を見つけたいとか、子どもが人見知りなので優しそうな先生がいいとか、いろいろな条件もプラスされるかもしれませんね。

いずれにしても、子どもの歯科矯正治療とはどういうことなのかをはっきり理解しておくことが大事です。

この本が、理解の手助けになればいいと思っています。これまでお伝えしてきたことを理解したうえで、歯科医院を探してみましょう。

どんな治療方針のクリニックにしても、先生と実際に話をしてみること。あなたの大切なお子さまに対してきちんと向き合ってくれる先生であるかどうかは、大切な判断基準だと思います。

第3章

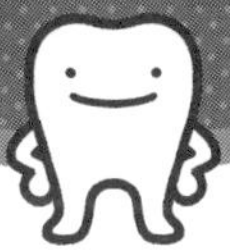

小児矯正に関するQ＆A

Q

歯並びが悪くなる、そもそもの原因は何ですか？

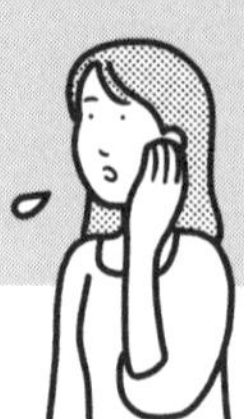

歯並びの悪さの原因には、遺伝的な面もあります。親子で顔や体つきが似ているのは当然ですので、結局は口まわりの骨格も似るものです。だから、ご両親のどちらかが歯並びが悪ければ、同じようにお子さまも歯並びが悪くなる傾向にあります。

しかし遺伝的なものは5％ほどで、それよりも環境要因が大いに関係しています。そして、私のような歯科医師がサポートできるのが、この環境要因による歯並びの矯正です。

何気なく生活していても、その環境によって人の姿勢や動作にはさまざまなクセがついてきます。そして、そうしたクセによって、いつの間にか身体は影響を受けているものなのです。

歯並びは、生活環境によってついてしまったクセが、あごの正常な発達を妨げてしまうことで悪くなります。

あごというと、みなさん口の下の部分を思い浮かべがちだと思いますが、上あごも合わせると目の下のあたりからほぼ顔の半分を占める部分になるのです。

それだけ広い範囲の骨格が正常に成長しなかったら、歯がきれいに並ぶスペースがなくなってしまいますよね。

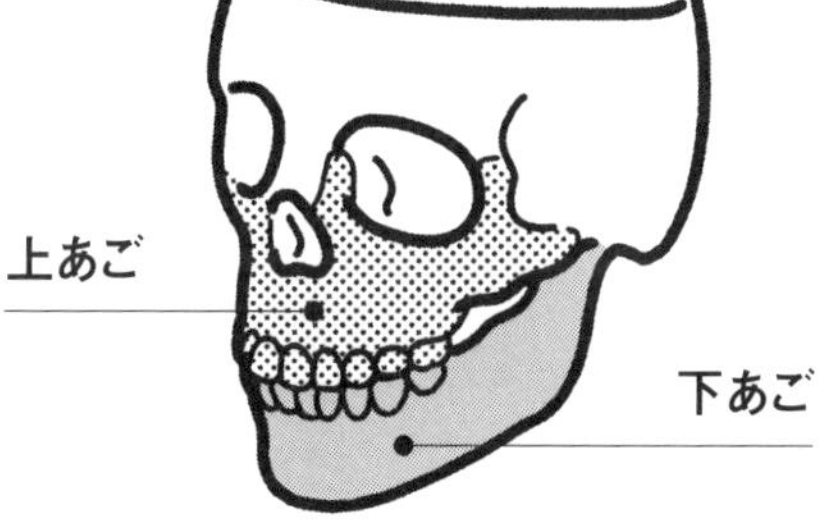

A

遺伝もありますが、生活環境によるクセで
あごが正常に発達しないことが大きな原因となります。

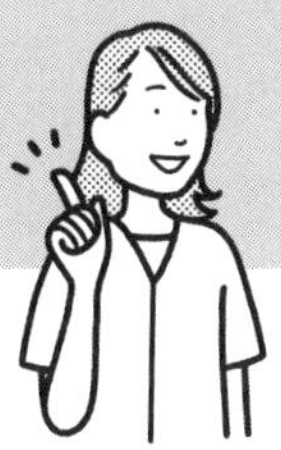

Q どんなクセがあると、あごが正常に発達しないのですか？

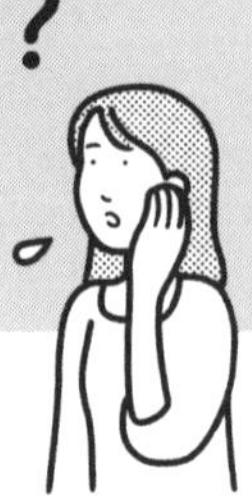

きれいな歯並びにするために一番避けたいクセは「口をぽっかり開けている」クセです。

なぜなら、口が開いていると舌の位置が上あごから離れてしまうからです。

上あごは舌が触れる刺激によって成長するのです。人は一日に2000回唾を飲み込むと言われていますが、唾を飲む時には、舌が上あごに押し付けられます。

みなさんも、実際に唾を飲み込んでみればその感覚がわかるはずです。この刺激が、上あごの成長を促します。

だから、舌が上あごから離れていると刺激を与えることができず、正常に成長しなくなるわけです。

上あごの成長は、10~11歳ぐらいでほぼ終了します。だから成長が終わる前に、成長を促す嬌正治療をしたいのです。

そして、下あごは上あごよりも後の思春期に成長のピークを迎えます。その時に、上あごが十分に成長していなければ下あごも十分に成長することができません。そのため、舌で上あごを刺激することが、上下のあごの発達にとても重要なのです。

いつも口が開いているクセのある子は、あごが未発達になるということになって、歯並びも悪くなります。

では、なぜ口が開いてしまうのでしょうか。

たとえば、ゲームばかりやっていたりスマホをいつも見ていたりすると、自然と姿勢が悪くなって呼吸がしにくくなりますよね。すると、鼻ではなく口で呼吸するようになります。口呼吸をすると、絶対に口は開いてしまいます。

今の子どもたちの多くは、幼児の頃から親のスマホやタブレットで動画を見たりゲームをしたりしながら育っています。下を向く姿勢でいる時間が、生活の中でどんどん長くなり、口呼吸のために口を開けている子が増えています。

また、ここ数年のコロナ禍という特別な環境も少なからず影響しています。子どもでも長時間マスクをすることが日常的になったので、息苦しさからつい口で呼吸をしてしまうのでしょう。

まさか歯並びが悪くなる大きな原因が「口をぽっかり開けている」クセだなんて、意外だとは思いますが、鼻呼吸を習慣づければ自然に口が閉じ、歯並びもあまり心配いらなくなります。

A

口をぽっかり開けているクセがあると、舌の位置がズレて上あごの成長を促す刺激ができません。

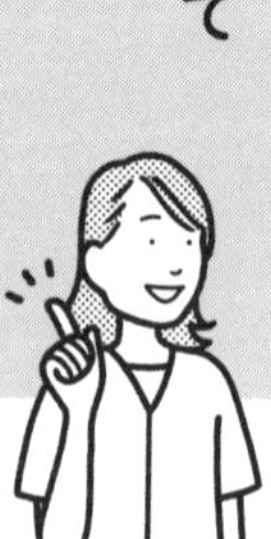

Q 子どもが軟らかいものばかり食べたがりますが、歯並びに影響しますか？

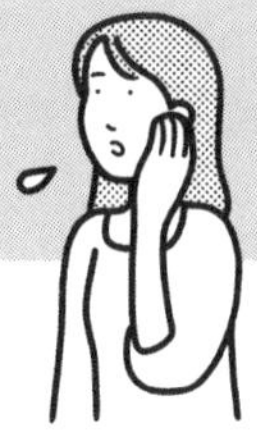

軟らかいものばかりを食べていると、しっかりと噛む力が付きません。健康な体づくりのためには、噛む力を鍛えることがとても大切です。

歯並びへの影響についても、やはりあります。噛む力は、下あごの発達に関わるからです。噛む力が弱いと、下あごがうまく発達しない可能性があります。それだけでなく、下方向にばかり発達してしまって、顔が縦長になるケースもあります。

また、下あごは上あごの後に成長するので、上あごと比較して下あごの成長が未熟だと出っ歯になってしまいます。

小さな下あごでも、下に長く伸びた下あごでも、出っ歯でも、いずれにしても噛み合わせが悪くなるのです。

これを避けるために、噛む力を鍛えましょう。

噛む力を鍛えるには、噛む回数を増やすこと。

しかし、現代の日本人の日常では、これがなかなか難しいのです。

まず、忙しくて食事にゆっくり時間をかけなくなっています。急いで飲み込むように食べてしまう。それがクセになると、特に忙しくない時にもろくに噛まずにモノを食べることが当たり前になるのです。

また、昔に比べると軟らかい食べものが好まれるようになっていると言われています。たとえば今の子どもはお菓子の中でもガムをあまり好まず、グミのような食感を好む子が多いそうです。実は、グミは虫歯のリスクが高いのでおすすめできません。

そんな現代で、噛む力を鍛える硬い食べものを探すのも一苦労かもしれません。が、キシリトール入りガムなど歯のケアにも着目したガムもありますので、探してみてもいいかもしれません。昔ながらのさきいかや昆布も良いですね。

食物繊維の豊富な野菜や海藻など、硬いというよりも噛み応えのある食材を使うのも効果的です。そうした食材を小さく刻まずに、なるべく大ぶりに切れば噛む回数を増やせます。

それから、健康にはホールフード（加工や精製をしていない食物まるごとのこと）が良いとされています。穀物や野菜などの皮もそのまま食べるとなれば、当然よく噛む必要が出てくるので、これも噛む力を鍛えることにつながります。

食事時間も噛む回数も、昭和初期と比較すれば半分ほどになっているそうなので、工夫と努力で噛む力を鍛えましょう。

A

噛む力が弱くなり、下あごが成長しなかったり成長が縦長になったりして、噛み合わせが悪くなります。

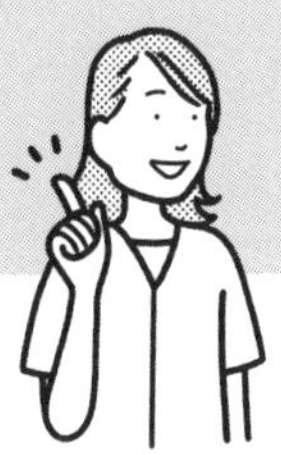

Q

子どもをきれいな歯並びにするために、気をつけることは何ですか？

クリニックに来院してくださる患者さんたちを見ていても、「大切な我が子のために」と一生懸命な親御さんがとても増えていると感じます。だからこそ歯並びも気になり、矯正治療を考えるわけですよね。

できることならば、治療する必要のないきれいな歯並びにしてやりたい。それが自然な親心だと思います。そのために、まず虫歯予防を考える親御さんたちは多いです。

確かに、乳歯の虫歯は歯並びの悪さにつながります。でも、今は虫歯予防の意識が高まっていて、虫歯治療が必要な子はあまり多くありません。

それよりも、お子さまの根本的な健康に目を向けてみてください。

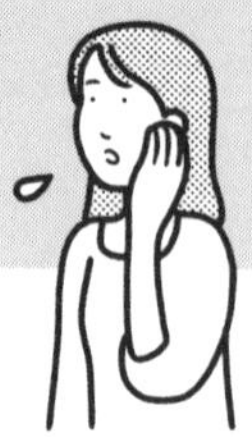

A

虫歯予防も大切ですが、正しい姿勢や呼吸法で子どもの心身を健康に育てることがもっとも大切です。

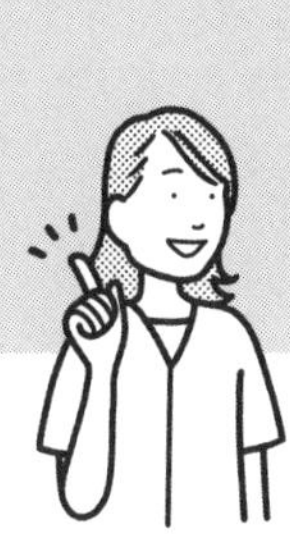

歯科業界では近年、虫歯治療よりも、正しい姿勢による気道の確保や正しい呼吸法に目を向けはじめています。それが健康全体に重要な影響を及ぼすのと同時に、歯の健康や歯並びにも大きく関わることがわかってきたからです。

人生100年時代の今、根本的な健康を見直すことこそが重要。だから歯科業界だけでなく、社会全体としての視点が根本に着目する方向に向かっています。でも、それがまだ個人個人には波及していないのです。

私は、きれいな歯並びのお子さまを育てるためにも、一人でも多くの親御さんたちに姿勢や呼吸法の大切さを知っていただきたいと考えています。

Q

子どもにとって、どのような矯正治療法が理想的だと思いますか？

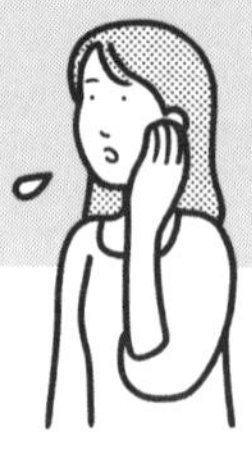

成長途中の子どもは、あごの骨が正しく成長すれば自然と歯並びも美しく整うものです。

ですから、まず大切なことはあごの骨が正常に発達するように促すことです。

あごの骨は、口がぽっかり開いてしまうことで舌の位置がズレて、成長を促す刺激を送れなくなると成長しません。だから、こうしたクセを直すと同時に、正しい姿勢、呼吸法、筋肉の使い方などを身につけなくてはなりません。

それから、成長途中の歯列を型にはめると、型の通りのきれいなアーチ形の歯列になっていきますので、型の役割をする装置の装着も必要です。

ですから矯正治療法は、

①クセを直すトレーニングを含む教育プログラム
②矯正装置の装着

この2本柱で行うのが理想です。

①の教育プログラムは「姿勢のトレーニング⬇鼻呼吸のトレーニング⬇舌のポジションを覚えるトレーニング⬇飲み込み方のトレーニング」の順に行います。

②の装置は、私はマウスピースを選択していて、起きている時間のうち1～2時間と、寝ている時間に装着するようにしてもらいます。

この①と②を親子で根気よく続けて、ぜひ矯正治療を成功させましょう。

A

クセを直すトレーニングを含む教育プログラムと、矯正装置の装着との2本柱で行う治療法です。

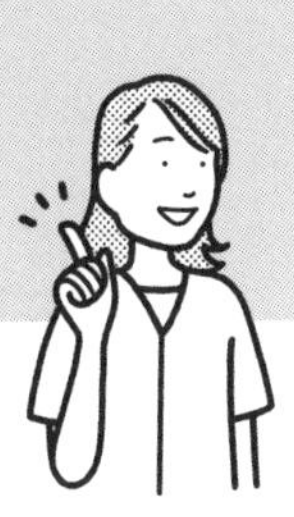

Q

歯科矯正のために、医療行為が必要になることはありますか？

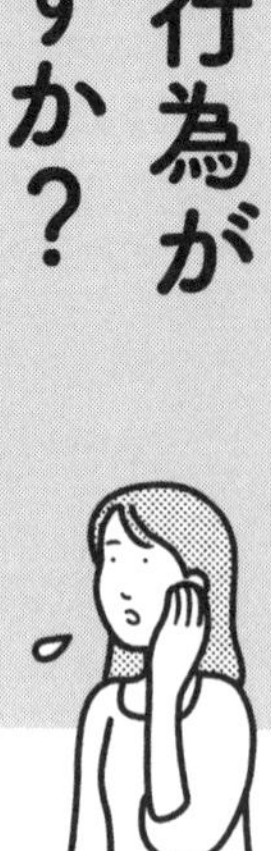

トレーニングと装置の装着をきちんと続けていても、身体的な理由から、なかなか治療が進まないケースもあります。

その場合は、その身体的な理由を解消するために医療行為が必要になることもあります。

たとえば、舌小帯《ぜつしょうたい》の異常。

舌小帯とは、舌の裏側から伸びて下あごと舌を繋いでいるひだのことですが、この部分が生まれつき短かったり、舌の先端近くから伸びていたりすることがあります。すると、舌の動きが悪くなってしまうのです。

歯並びが悪くなるのは、本来は上あごにピッタリとくっついているべき舌が上あごから離れてしまっているため、あごの成長のための刺激を送れないせいでしたよね。

舌が正しい位置にない原因は口呼吸であることを説明しましたが、舌小帯に異常があって舌が上に上がりにくければ、上あごにしっかりくっつけることができません。そういう場合は、舌小帯を切る手術が必要になってきます。

ただ、「切ればいい」というわけではなく、舌の筋トレも必要です。

長年、上あごにつくことがなかった舌は、その正しいポジションを取るための筋肉が弱っています。だから手術で切る前にしっかり筋トレをして備え、切った後にも筋トレをする必要があるのです。

また、扁桃腺肥大も舌の位置を悪くします。

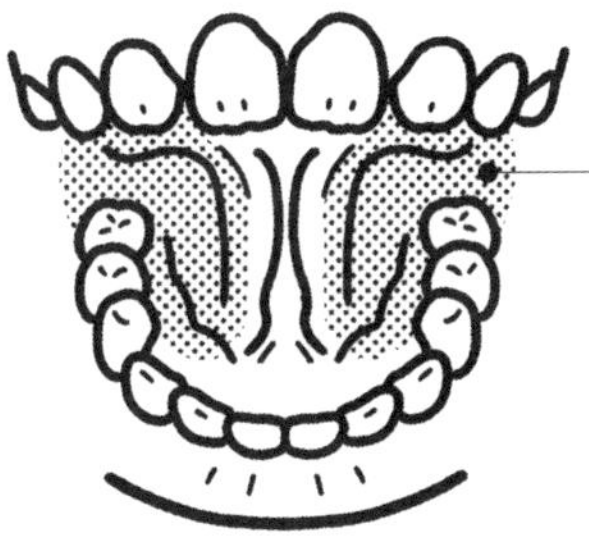
【舌小帯】
舌の下にあり、
下あごに繋がっています

扁桃腺が大きいと、それだけ舌も前に押し出されて正しい位置からズレてしまいます。これもまた、上あごの成長に悪影響を与えます。それだけでなく、舌が前歯を圧迫して噛み合わせに隙間ができたり、舌の前歯が上の前歯の前に出てきたりします。

そのようなトラブルを解消するため、扁桃腺を手術で摘出することもあるのです。「扁桃腺を切ってもいいの？」と心配になると思いますが、切ることによるリスクとベネフィットを意識しながら耳鼻科で診断してもらいましょう。

A

ありります。生まれながらの舌小帯の異常や扁桃腺肥大は、手術する可能性があります。

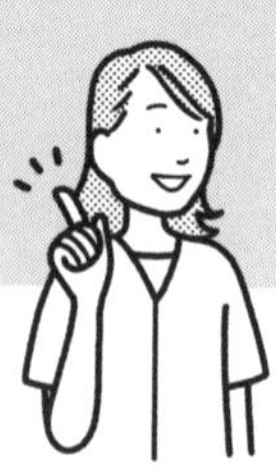

Q

大人の矯正治療と子どもの矯正治療に違いはありますか？

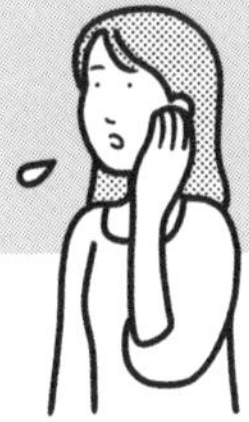

大人と子どもの矯正治療で、一番の違いは成長が終わっているのか成長途中なのか、という点です。

成長が終わってしまっている大人の場合、歯並びにとって大切なあごの骨は、どう頑張っても成長を促すことはできませんよね。それならば、もう変わりようのないできあがった骨格の中で、最大限にできることをするしかありません。

主にワイヤーやマウスピースといった装置の装着で、力を加えて歯の位置を矯正していきます。つまり、顔立ちそのものは変わらないけれど、目標の歯並びになるべく近づける治療をするのです。

そして、矯正した歯が矯正前の位置に戻らないように、治療が終わってからもリテーナーという装置を使い続けなくてはなりません。リテーナーなしで、矯正した歯並びを維持することは難しいのが現状です。

一方で子どもの矯正は、成長期にあごの骨の正常な発達を促しながら進めていきます。すると、小さかった下あごがしっかりと成長したり、出っ歯だった前歯がきちんと収まったりして、顔立ちも整っていきます。

私の医院では装置の装着だけでなく、教育プログラムとの2本柱で矯正治療をしていきます。それは、姿勢や呼吸法といった根本的な部分から矯正していくためです。教育プログラムで歯並びが悪くなる原因になっていたクセを直すことができれば、その後、歯並びが乱れる可能性は低くなります。

ただ、教育プログラムで完全にクセを直したと思っても、この先「絶対に歯並びが乱れない」とは言い切れません。

なぜなら成長が終わっていないので、成長しきった時にどうなっているかは個人差もあるからです。理想的な骨格になる子もいれば、正常に発達しても多少の歪みなどがある子もいます。

とはいえ、一生リテーナーを使い続ける必要のある大人の矯正治療とは違って、教育プログラムをしっかりクリアすれば、もう歯並びに悩まなくなる確率はとても高まりますから、希望がありますよね。

だから、大人になってから矯正治療をするよりも、子どものうちに矯正治療をはじめたほうが、本人のしあわせにつながると思います。

A

大人の矯正では今の顔に歯並びをデザインし、子どもの矯正では成長を利用して顔立ちも整えます。

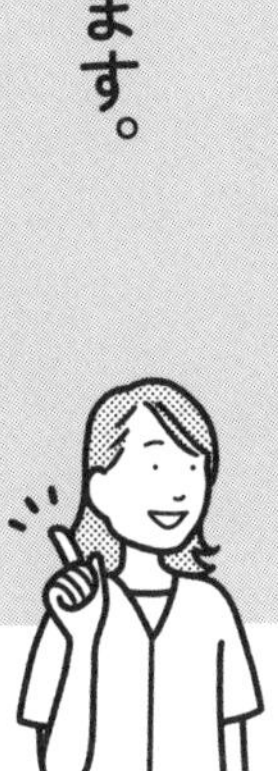

Q

矯正に使う装置には、どんな種類がありますか？

矯正治療に使われる装置には、さまざまなものがあります。

まず、国によって違います。

たとえば日本ではあまり目立たない装置のほうが好まれますが、たとえ目立ったとしても見た目よりも効果を重視して装置を選ぶ国もあるのです。

また、時代によっても変わっていきます。研究が進んで治療方針が変わっていくのと同様に、新しい装置も登場してくるからです。

今はプレートとワイヤー、マウスピースがよく使われており、それぞれいろいろな種類があります。どれを採用するかは、治療目的によって医師が判断します。

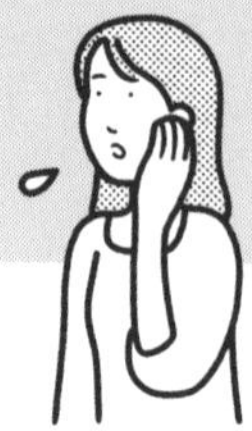

子どもの歯科矯正でもっともよく使われているのは、ねじを回すと広がるタイプのプレート。自分でも着脱することができますが、ご飯を食べる時以外は装着してもらうことが多いです。

しかし、みなさんが矯正のための装置として思い浮かべるのは、ワイヤーではないでしょうか。

歯列にぐるりとワイヤーを装着して、自分で外すことはできないものです。

私の場合、子どもの矯正治療には、プレートもワイヤーも必要に応じて短期間しか使いません。力を加える装置であり、成長のコントロールができるものではな

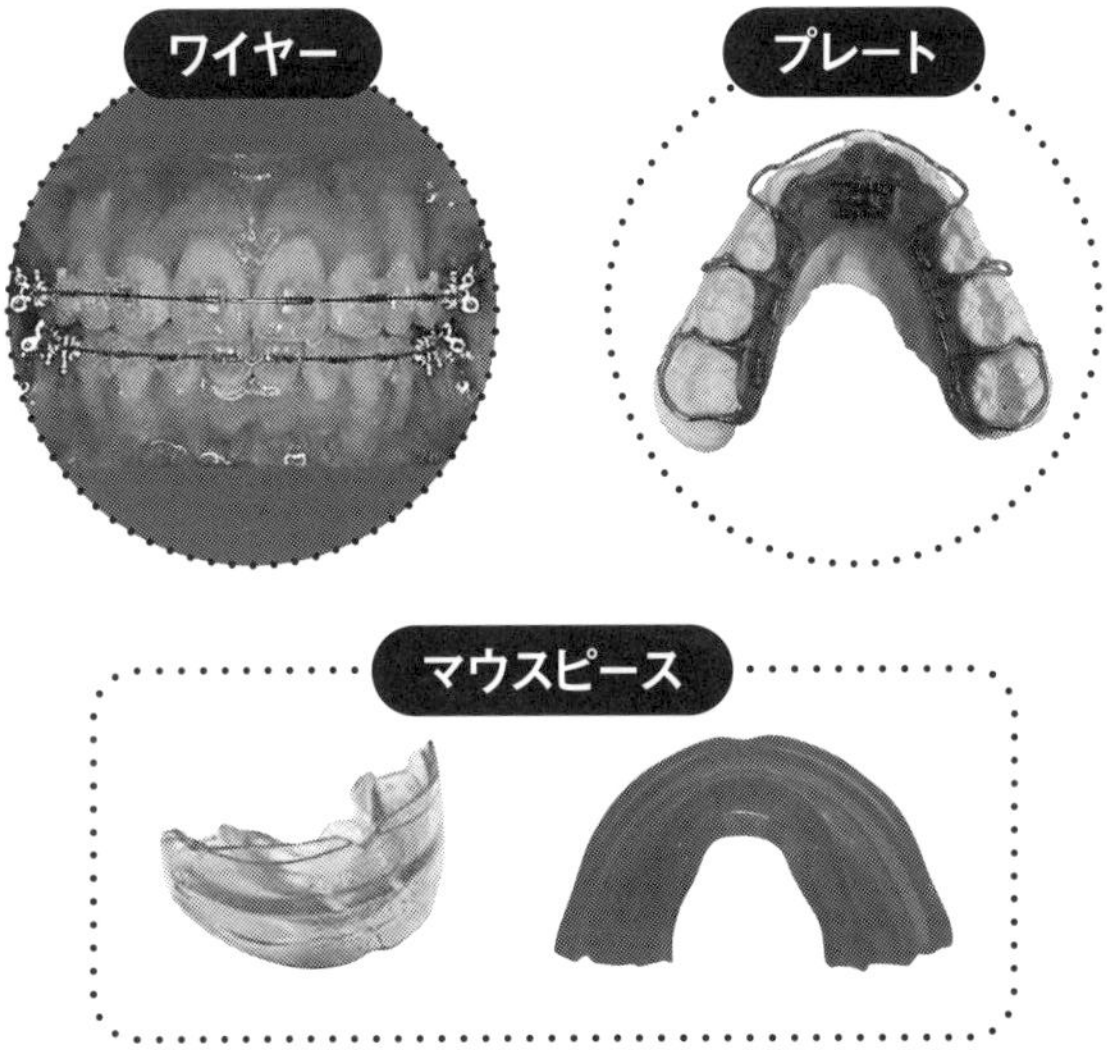

いからです。

そこで主に、上下一体型のマウスピースを採用しています。着脱も簡単で、常に装着している必要がなく、成長をコントロールしながら使える装置だからです。

A

プレート、ワイヤー、マウスピースなどさまざまありますが、その目的によって使い分けられています。

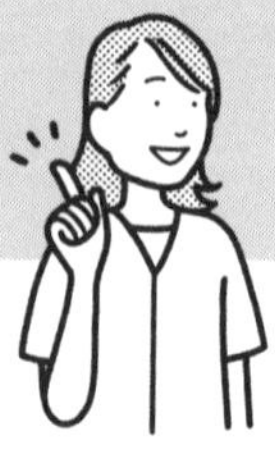

Q

治療が進んだと思っても、後戻りすることがあるのはなぜですか？

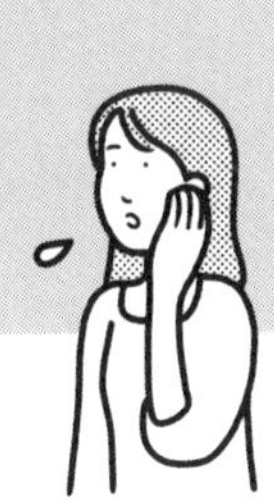

子どもの矯正の場合、着実に教育プログラムのトレーニングを続けて、マウスピースも毎日決められた時間に装着することができていれば、後戻りは少なく抑えられます。

しかし、継続はなかなか難しいものです。ついサボってしまったり、面倒くさくなって途中で止めてしまったりするケースも残念ながらあります。すると、正しい筋肉の使い方を獲得することができません。

誰しも思い当たることと思いますが、「ダメだ」「やらないようにしよう」と思っていても、ついついやってしまうこと、どうしてもやめられないことというものが人間には多くあります。

意識しているときはやめられても、無意識下まではコントロールできず、気づくとやってしまっているということもあるでしょう。

その中でも歯並びに影響する悪いクセを、まずは意識してやらないようにコントロールすること。それには日々のトレーニングしかありません。

これまでお話ししてきたような正しい姿勢、呼吸、飲み込み方、舌の機能のさせ方を意識していればできるよう、しっかりと身につけること。

次に無意識下でも正しく機能させられるよう、繰り返しトレーニングします。

歯並びの悪さの原因となっていたクセは、こうしたトレーニングやマウスピース装着で正しい筋肉の使い方を獲得することで直っていきます。

だから、筋肉を正しく使えなければ、いつまで経ってもクセが取れず、治療が進んだと思っても後戻りすることがあるのです。

ご家庭できちんとやるべきことをやっているのか、お口の中を診ればすぐにわかります。後戻りしていればできていないし、後戻りしていなければきちんとやっていると判断できるからです。

後戻りしないように、継続してトレーニングすることが大切です。
ちなみに、大人の矯正治療での後戻りは、リテーナーをきちんと付けていないケースがほとんどです。

A

矯正治療では継続が大切ですが、継続できずに正しい筋肉の使い方を獲得できていないと後戻りします。

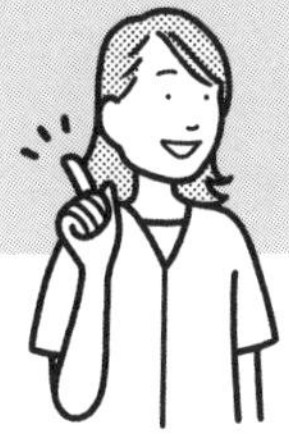

Q

子どもは いつ矯正治療をはじめるのが いいでしょうか？

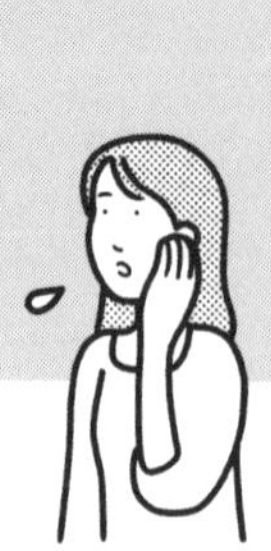

歯並びは、あごが正常に発達して歯が並ぶスペースがあればきれいになります。だから、あごの成長が終わるまでに、正常に発達するように促しながら矯正することが望ましいです。

「あご」と言うと、下あごをイメージすることが多いですが、目から下の部分の上あごもとても大事！　上あごの方が先に成長し、上あごがきちんと成長しなければ下あごも成長しないので、むしろ、上あごを重要視するべきかもしれません。

ですから、上あごが完成する10歳頃の時点で正常に発達できているように、なるべく早く矯正治療をはじめたい。就学前にスタートできたら、理想的だと思います。

でも、子ども自身が毎日やらなくてはならないトレーニングとマウスピースの装着があるので、就学前ではまだ幼過ぎ、「イヤ！」という気持ちが先に立ってうまくいかないでしょう。

そこで、ある程度言い聞かせれば治療の意味がわかる年齢、つまり小学校の低学年からはじめるのが最適です。

小学生になって、「もうお兄さんだね」「もうお姉さんだね」という意識を持たせつつ、矯正治療の意味について話してみれば、もうかなり理解できると思います。

A

骨の成長のタイミングと治療の意味を理解できる年齢を考えると、小学校低学年が最適です。

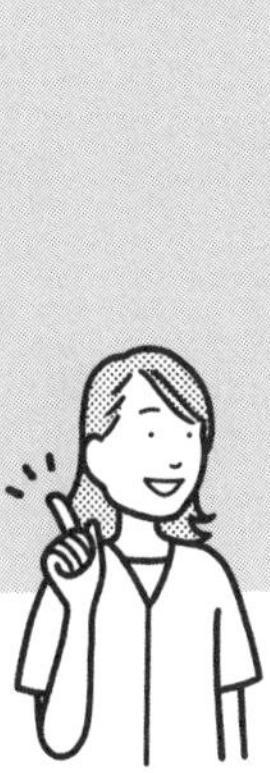

Q

ガミースマイルに悩む大人が多いですが、子どものうちから治療できますか？

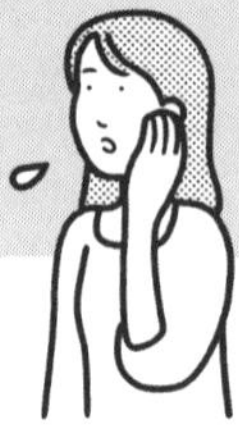

大人の患者さん、特に女性の場合、「笑った時に歯茎が見えてしまうことが気になる」という方が非常に多いです。メディアでも「整形手術をしてガミースマイルを治した」という人が取り上げられるなど、今、注目のお悩みのひとつになっています。

そのため、ご自身がガミースマイルを気にしているお母さまは、お子さまが女の子の場合は特に小さいうちから気にされているケースが多く、ご相談もよく受けます。

そのようなお母さま方に言いたいのは、「ガミースマイルを治したいのなら、小学校の低学年のうちから治療をはじめるべきですよ！」ということ。

大人になってから気になって治す人が増えてきているようですが、大人の治療法は手術になります。当然、リスクも伴います。

でも、小学校低学年から骨格の成長に合わせて治療すれば、リスクもなく歯茎の出ない美しい口元を手に入れられるのです。

そもそも、ガミースマイルの原因は、下あごがしっかりと上あごを支えることができず、上あごが下に伸びてしまうこと。だから、上下の歯をきちんと噛み合わせて、上あごを下あごが支えるようにできれば、上あごが伸びすぎることはありません。

ガミースマイルの人は、歯並び自体はデコボコするような問題がなく、顔立ちもきれいなことが多いので、つい見過ごされてしまいがち。でも、小学校低学年の頃からそろそろ笑った時の歯茎が目立ちはじめる子がいます。将来的にもガミースマイルを気にするのであれば、一度歯科医に相談してみることをおすすめします。

A

むしろ、子どものうちに治療することをおすすめします。小学校低学年からはじめましょう。

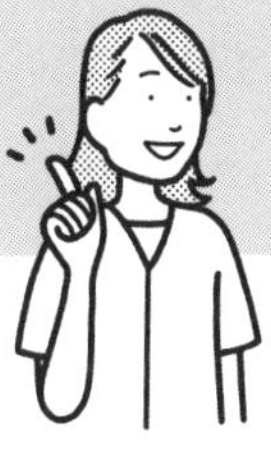

Q

検診で、前歯の隙間を閉じるために上唇小帯を切ったほうが良いと言われました。

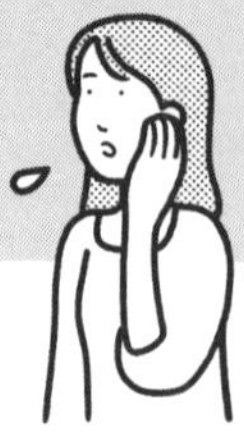

上唇小帯《じょうしんしょうたい》とは、上唇の裏側から前歯の真ん中の上部歯茎を繋ぐ筋のことです。

この上唇小帯がついている位置が上の前歯2本の間に入り込んでいると、前歯に隙間が開いてしまうことがあります。

そのため、歯科検診などで上の前歯に隙間があると、「上唇小帯を切ったほうが良いですよ」と言われることがよくあります。

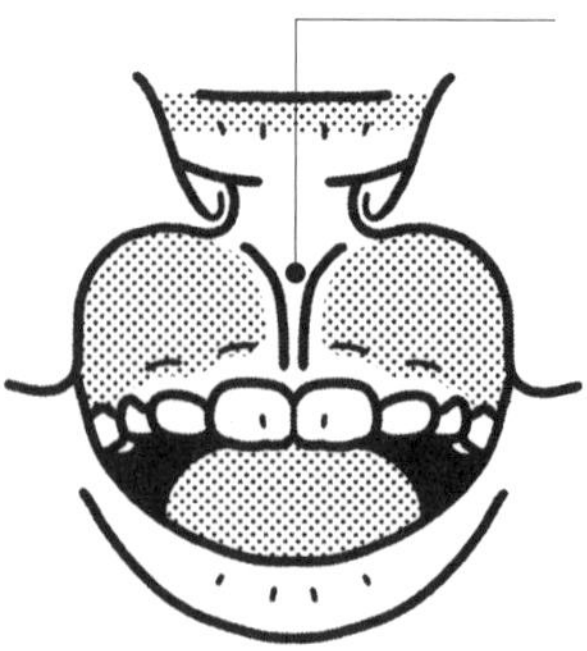

A

前歯の隙間が開いてしまう原因はいろいろあるので、すぐに切らずに様子を見ましょう。

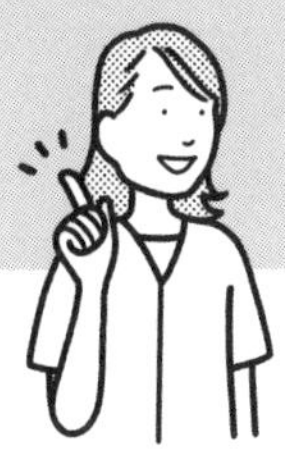

確かに、上唇小帯が原因で隙間が開いているなら、切ることで閉じるでしょう。しかし、上唇小帯が原因とは限りません。

上の前歯に隙間が開く原因はいろいろありますが、犬歯が生える前の子どもには、特に異常がなくても前歯に隙間があるケースもあるのです。生えてきた犬歯に徐々に押されて、やがて隙間が閉じていきます。

また、早めに上唇小帯を切ってしまうと皮膚がケロイド状になって固くなり、かえって前歯の隙間がくっつきにくくなるかもしれません。

このような理由から、あまり焦らず、しばらく様子を見てから判断しましょう。

Q

「乳歯の生えかわりが終わらないうちの矯正は早い」というのは本当ですか？

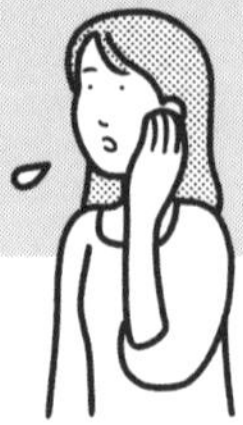

いいえ。治療は早くスタートするべきです。

私は歯科矯正認定医であり、たくさんの子どもたちの矯正治療に関わってきました。その立場から言わせていただくと、子どもの矯正は遅くとも小学3年生までにスタートすることを強くおすすめします。

乳歯がすべて永久歯に生えかわるのは、平均的には小学校5、6年生です。しかし、何度もお伝えしているように、上あごの成長が終わる前に治療するべきで、成長が終わるのは10歳頃。小学校5、6年では、上あごの成長がほぼ終わってしまっています。

正常なあごの発達を促して根本から歯並びをきれいにしたいのに、乳歯が生えかわってからではそれができないことになります。そうなると結局は大人の矯正治療と同じように、すでに定まった骨格の中で、最大限にできることを探して治療するしかありません。

もちろん、未発達のあごは小さいまま。顔立ちもそのまま。年齢的には「子どもの矯正」と呼ぶことができても、内容は「大人の矯正」そのものです。当然、リテーナーもずっと装着し続ける必要があります。

ただ、成長には個人差があるため、１００％遅いとは言いきれません。以前、小学5年生から教育プログラムとマウスピース装着をはじめた女の子が、きれいに治ったケースもあります。それでも、それはめずらしいケースです。

子どもの矯正治療は、遅くとも小学3年生までにはじめましょう！

A

いいえ。生えかわってからでは骨格の成長が終わってしまうので、できるだけ早く治療をはじめましょう。

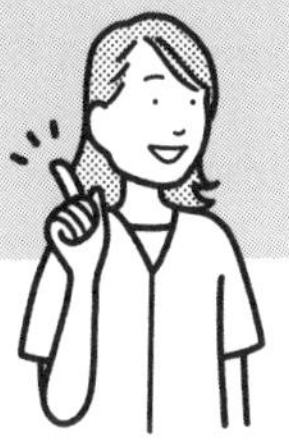

Q

一般的にイメージする矯正とは違う治療法を行う理由を教えてください。

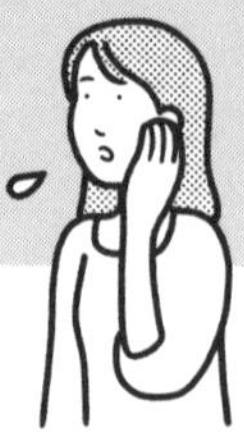

みなさんが一般的にイメージする矯正治療とは、何か装置を装着して歯並びに力を加えて矯正するものだと思います。

でも、成長途中である子どもの矯正治療なら、骨格の正しい発達を促すことで無理なく顔立ちから変えていけます。

そして骨格の正しい発達は、健康面でもメリットがあるのです。

私自身も一人の母親として、単に歯並びを整えるだけでなく、もっと根本的な健康面や骨格を考えて、子どもの将来を後押ししたいと考えています。

「今、問題のある歯並びを治して終わり！」ではなく、来院されるお子さま一人ひとりに自信をもって人生を歩んでいける未来をプレゼントしたいのです。

そこで「教育プログラム」と「矯正装置の装着」の2本柱で矯正治療を行っているわけですが、途中で挫折せずに治療を終えたお子さまたちは、正しく発達した顔面骨格と美しい歯並び、さらに健康にプラスとなる姿勢や呼吸法を手に入れることができます。

それはそれぞれのお子さまの将来にとって、ポジティブな変化であることは間違いないと思うのです。

矯正治療で、健康的になれる！　顔立ちを良くすることができる！

そのためにはただ装置を装着して歯並びを整えるだけでは十分ではありません。教育プログラムこそ大切です。

A

歯並びだけを整えるのではなく、子どもの成長を利用して顔面骨格から改善し、顔立ちも良くしたいからです。健康面でもプラスです。

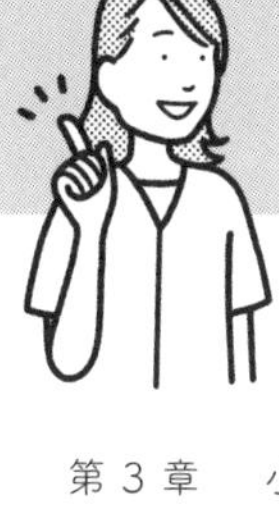

Q

先生の教育プログラムには、どんな意味がありますか？

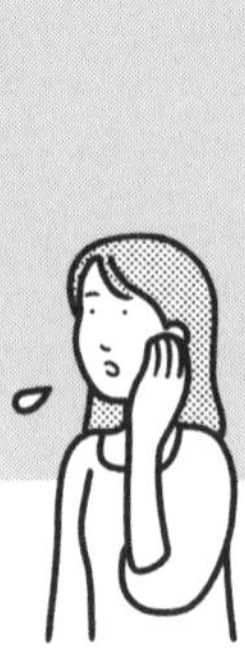

まずは姿勢を正しくして鼻呼吸を促し、舌の正しい位置を知って、飲み込む時の筋肉の使い方を練習します。

こうしたプログラムで、正しい「オーラルポスチャー」を身に付けます。

耳慣れない言葉だと思いますが、「オーラルポスチャー」とは口の状態や姿勢のこと。歯並びが悪くなるのは、正しいオーラルポスチャーを身につけられていないからです。

正しいオーラルポスチャーとは、次の3点を満たした状態を指します。

①舌が上あごに触れて収まっていること

②話をする時や食べる時以外は唇を閉じていること
③上下の歯が軽く接触している状態が1日に4~8時間あること

この状態を保つことで、あごの骨の発達が促され、口の筋肉が正常に働くようになっていきます。

中でも重要なのは①の舌の位置ですが、教育プログラムでは正しいオーラルポスチャーを身につけるためにトレーニングを提案しています。

A

歯並びが悪くなる原因のほとんどが舌の位置にあります。舌の位置など口の中の状態を正しくするためにトレーニングをします。

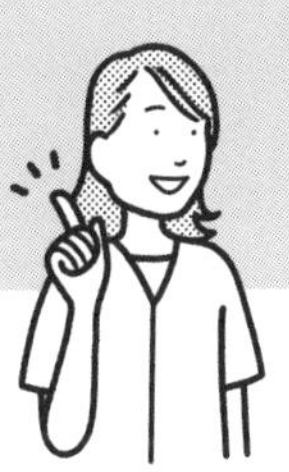

Q なぜ、息を止めて歩くトレーニングが必要なのですか？

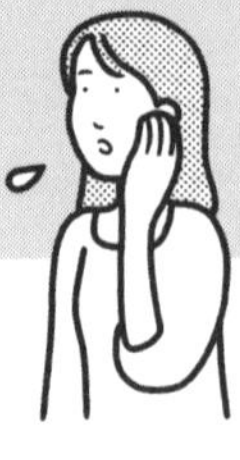

教育プログラムには、呼吸のトレーニングがあります。

何度もお伝えしているように鼻呼吸をすることが大切なのですが、口呼吸がクセになっている人にとっては、「さあ、鼻で呼吸をしましょう！」と言っても難しいようです。

そこで、「鼻から息を吸って、それを吐ききってから息を止めて歩く」ということをやります。そして、その歩数を確認していきます。地道に努力して、できるだけ長く息を止めて歩数を伸ばしていくことを目指しているのです。

このトレーニングをくり返し、少しずつでも息を止めて歩ける歩数が増えていけば、鼻呼吸がしやすくなります。息を止めると血中二酸化炭素の濃度が高まり、それに慣れることで二酸化炭素に対する耐性がつくのです。

実は、呼吸をするうえでは酸素より二酸化炭素が重要。体の仕組みとして、血中の酸素を細胞に行き渡らせるためには、血中の二酸化炭素の濃度が保たれている必要があります。二酸化炭素の濃度が高い状態に慣れていない（耐性がない）と、すぐに苦しくなって、自然とラクな口呼吸に頼るようになります。逆に二酸化炭素濃度が高い状態に慣れていれば（耐性がある）苦しくないので、ラクとは言えない鼻呼吸でも息苦しさを感じません。

だから、鼻呼吸ができるようになるためには、息を止めて二酸化炭素に対する耐性をつけるトレーニングが必要なのです。3カ月も続けてみれば、「鼻呼吸は苦しい！」と思っていた子も、自然と鼻呼吸できるようになっています。

A

二酸化炭素に対する耐性がついて、鼻呼吸をしやすくなるからです。

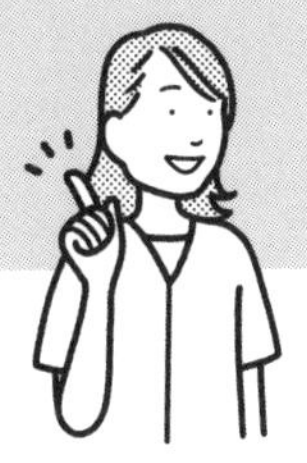

Q 鼻炎なので鼻呼吸は難しいと思いますが、どうしたらいいですか？

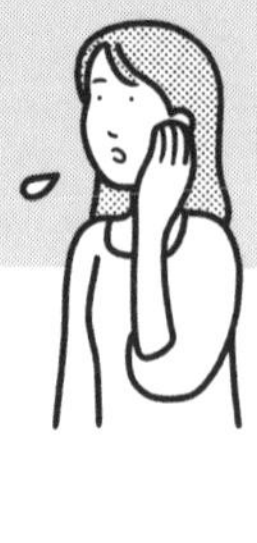

鼻炎なのかどうか、まず検査をしてから治療をするようにしていますので安心してください。そして検査をすると、「鼻が通らない」というほどの鼻炎であるケースはほとんどありません。

日常の姿勢や口を開けてしまうクセのため、口呼吸になってしまっていることが「鼻で呼吸ができない」という誤解になり、それがさらに「鼻炎だ」という誤解につながっているのかもしれないですね。

本当に鼻に問題を抱えているわけでないなら、トレーニングをすることによって鼻呼吸はできるようになっていきます。今まで鼻炎で鼻呼吸が無理だと考えていたのに、歯科矯正の治療をすることで鼻まで通るようになると考えれば、健康面でのメリットが大きいと思いませんか？

慣れないうちは鼻呼吸を苦しく感じるかもしれませんが、その息苦しさが血中の二酸化炭素濃度を保つことにつながり、二酸化炭素濃度が保たれれば体質が改善されていくのです。そして、鼻呼吸に慣れて体質が改善されれば、苦しさも感じなくなります。

ですから、鼻呼吸が苦しいとお子さまが訴えることがあっても、あまり神経質に受け止めず、「そのうちに慣れたら苦しくなくなるよ」と声掛けをしていただきたいです。

検査をしてみて、もし本当に鼻炎であるとか鼻呼吸ができないということがわかれば、耳鼻科の受診をおすすめします。鼻の問題を解決できないうちに、無理に矯正治療をはじめることはありません。

A

鼻の検査をしてから治療します。必要なら耳鼻科の受診をすすめますが、鼻呼吸できるケースがほとんどです。

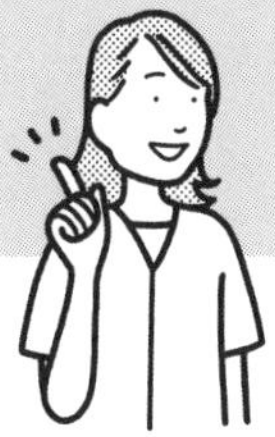

Q なぜ、こんなに面倒くさいトレーニングが必要なのですか？

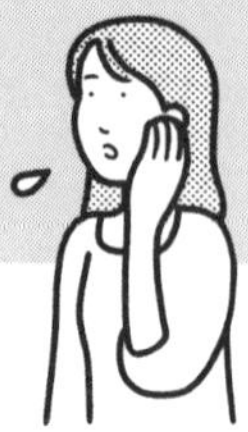

みなさんは、歯医者に行って装置を口に入れておけば、歯並びがきれいになると思っていませんでしたか？　まさか教育プログラムを渡されて、毎日トレーニングをしなければならないなんて……と、驚かれたのではないでしょうか。

しかも、子どもが自発的にトレーニングするのは難しいので、親がサポートしなければならないとは……。正直に言って、面倒くさい！

そう思われるお気持ちはわかります。ただでさえ思い通りにならない子育ての中で、子どもに根気よくつき合っていかないと治療ができないなんて、本当に大変ですよね。

でも、なぜ歯並びが悪いのかと言えば、その原因は口が開いていていて口呼吸になってしまっているといった日常のクセなのです。クセを直さなければ、歯並びが悪い根本的な原因である骨格の未発達を改善することができません。

とはいえ、クセを直すのは大変なことです。無意識にやってしまっているから、そして体にしみついているからクセなのですよね。それを意識して直していくには、面倒くさいトレーニングをするしかないのです。

ただ、その面倒くさいトレーニングをやり切ったら、「自分にはできた！」という大きな自信をお子さまが手に入れることになります。

世の中には勉強や仕事、人間関係など、面倒くさいことはいくらでも転がっていますよね。それを乗り越える力をお子さまに育む意味でも、親御さんも一緒にお付き合いいただけるとうれしいです。

A

体にしみついているクセを直して骨格から矯正していくのは、簡単なことではないからです。

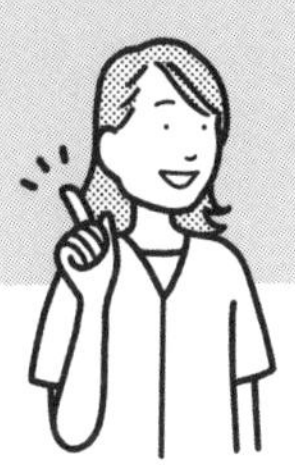

Q

なぜ、親がチェックしなければならないのですか？

治療をはじめる時に必ず、親御さんたちに「お子さまがご家庭でちゃんと教育プログラムに取り組んでいるのか、マウスピースを装着しているのか、チェックしてくださいね」とお願いします。親御さんは、ほとんどの場合、お母さまです。

私がこんなお願いをする理由は、３つあります。

①お子さまだけではきちんとトレーニングするのが難しく、見守る親御さんの存在が力になるから

②お子さまの将来に関わる大事な治療なので、一緒に取り組んでいただきたいから

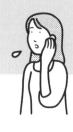

③正しい治療をするために、大人の目でチェックをしていただきたいから

せっかくお金をかけてお子さまに矯正治療を受けさせるのであれば、多少時間がかかったとしても、そして自分の時間も使って見守る必要があったとしても、成功して終わりたいと思いませんか？

大人のチェックもなしに、挫折せず最後まで治療を受けられる子は、まずいません。

お子さまの一番近くにいる親御さん、とりわけお母さまにはご負担をかけますが、ぜひ愛情をもってチェックしていただきたいと思います。

A

①見守る親の存在がお子さまの力となるから
②親子で力を合わせて治療していただきたいから
③正しい治療の助けとなるから

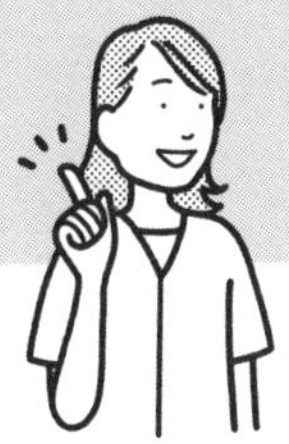

Q

矯正治療に時間がかかるのはなぜですか？

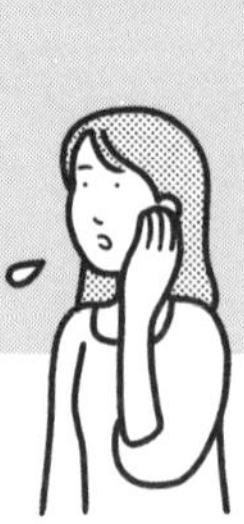

骨格の成長に合わせて矯正していくので、一朝一夕には治療は終わりません。

また、教育プログラムに根気よく取り組めるのかどうかによっても、治療の終了までの時間に大きな差が出ます。

教育プログラムでは、ご家庭で地道にトレーニングをする必要があります。トレーニングをきちんとやっているかどうかは、治療の進み具合にはっきりと表れます。ちゃんとトレーニングを継続できれば、だいたいは2年ほどで治療が終わります。

歯科医師としては、できるだけまじめに取り組んでもらい、1年半ぐらいで矯正できるのが理想です。

根気よくトレーニングできるかどうかは、やはり個人差があります。

子どもですから、自主的にできるケースはあまりありません。親御さんのサポートや励ましが大きな力になりますので、これまでの経験上、親御さんが一緒に頑張る気持ちがある場合は早く治療が終わっていきます。

そこをご理解いただいて、お子さまの治療がなるべく早く終わるように、協力していきたいですね。

A

トレーニングに大切なのは継続です。まじめに取り組めば1年半ほどで治療が終わりますが、サボると進みません。

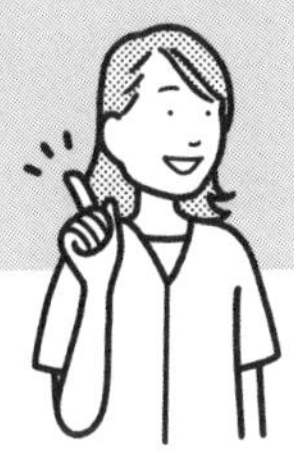

Q

治療の終了時期がわからないのはなぜですか？

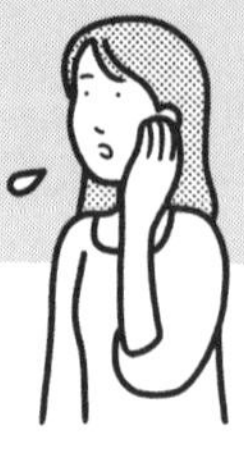

お子さまの矯正治療がスタートする際に、「いつ頃終わりますか？」と質問される親御さんがいらっしゃいますが、残念ながら終了時期を明確にお伝えすることはできません。

骨格の成長に合わせて矯正をするため、上あごの成長が終わる小学校5～6年生頃までには終了しなくてはなりません。そういうタイムリミットはありますが、終了時期は人それぞれですし、途中で挫折される場合もあるのです。

まず、装置の装着をするだけでなく教育プログラムとの2本柱の矯正治療ですので、まじめに教育プログラムに取り組むかどうかの個人差で治療の終了時期は変わります。

それから、成長にも個人差がありますよね。成長が早い子もいれば、ゆっくりの子もいるのです。それぞれのお子さんの成長具合はわかりませんので、思ったより治療が早く進む場合もあれば、逆もあります。

治療の終了時期をこちらから明言することはできませんが、2年以内を目安に終えられるように、トレーニングに取り組んでいただけたらうれしいです。

A

子どもたちの成長の速度や、トレーニングを努力して継続する姿勢には個人差があるからです。

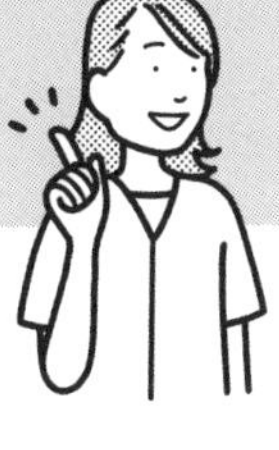

Q 途中でトレーニングを止めてしまっても、歯並びは改善されますか？

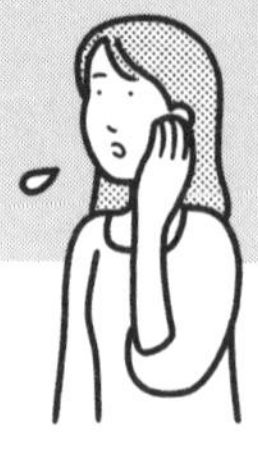

残念ながら、教育プログラムを最後までクリアすることができないケースもあります。根気よく続けられずに挫折してしまうお子さまと親御さんも、少なからずいらっしゃいます。

挫折するパターンとしては、大まかに次の３つがあります。

①トレーニングが面倒くさくて続けることができない
②反抗期で「もうイヤだ！」とお子さまが拒否する
③治療のスタート時期が小学校高学年で遅かった

A

少しは良くなります。ただ、後戻りの可能性は高くなります。

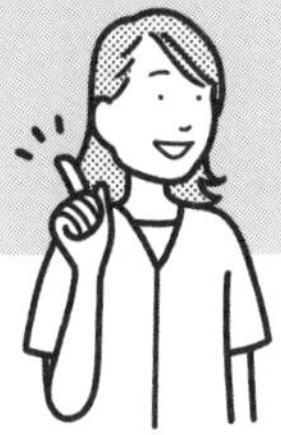

また、途中で転居することになって医院に通えなくなるといった、どうしようもない理由もあるかもしれません。そういう場合に、途中で止めてしまっても少しは歯並びが改善されるのかということが気になると思います。

結論から言えば、少しは良くなります。ただ、後戻りのリスクは高いです。

ですから、止めてしまう場合には、「夜だけはマウスピースを装着してね！」とお伝えするようにしています。

トレーニングを止めるだけでなく、マウスピースの装着まで止めてしまうと、歯並びはまたすぐに悪くなってしまうので、せめてマウスピースはつけてもらいたいです。

Q 大人の矯正と子どもの矯正で、共通して大事なことはありますか?

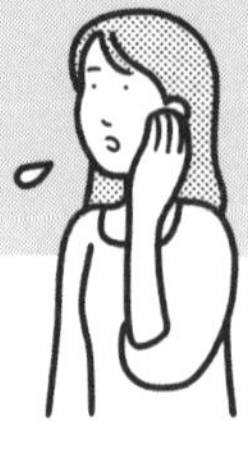

大人と子どもでは、同じ矯正治療でも方針や治療法がまったく違うということをお伝えしてきました。ただ、私たち歯科医師が同じように大事にしていることがあります。

①気道の確保
②素敵なスマイルのデザイン

この2点です。

以前は、大人の矯正治療をする時には歯を抜くなどして、小さなあごに合わせて歯並びを美しくする治療がスタンダードでした。しかし、歯科業界でも最近は呼吸が健康に与える影響を意識するようになってきて、気道の確保の大切さが注目されています。

小さいあごのままでは舌の位置が下がってしまい、気道を圧迫して狭くなってしまいます。ですから、気道を確保するためには手術をしてでもあごを広げるといった、以前とは違う治療方針が取られるようになってきました。

また、歯並びはその人の容姿の中で大きな意味を持ちますので、美形にするというよりも「素敵なスマイル」をデザインすることを心がけます。

気道を確保することも素敵なスマイルをデザインすることも、大人でも子どもでも患者さまのしあわせを後押しできることなので、これからも意識しながら治療にあたっていきたいです。

A

気道を確保して素敵なスマイルをデザインすることが、大人の治療でも子どもの治療でも大切です。

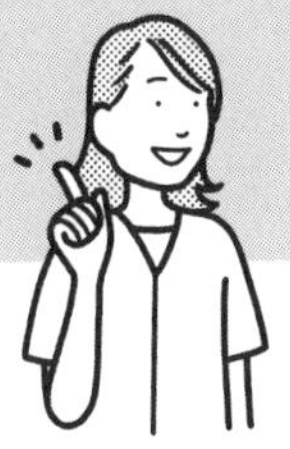

歯並びが悪くても特に困らないと思うのですが？

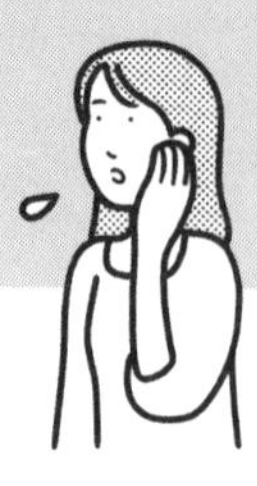

歯並びが悪くて、自信をもって笑顔を作れない人は世の中にたくさんいます。いつも口元を隠し、笑顔が減ってしまったら残念ですね。

また、歯並びが悪いということは、その原因としてあごが小さいなど骨格が未発達であるケースがほとんどなので、顔立ちにそれが表れてしまいます。

つまり、歯並びと容姿はつながっているので、口元だけでなく顔立ち全体に自信を持てなくなる可能性があるのです。

もちろん、自分の容姿をまったく気にすることなく、内面や他の能力できちんと自己肯定感を持てる人もいるでしょう。でも、それはなかなか難しいことです。

また、歯並びが悪いと虫歯になりやすかったり、歯周病のリスクが高まったりします。それは、口の中だけでなく身体全体の健康に関わるのです。

よく、高齢になっても自分の歯が残っている人のほうが健康寿命が長く、ＱＯＬ（生活の質）が高いと言われています。

そのため「80歳の時点で自分の歯を20本残そう！」という８０２０運動が厚生労働省と日本歯科医師会によって提唱されていますが、この８０２０を達成した人のほとんどは噛み合わせがよく歯並びがきれいだという調査結果があります。

健康に長生きするためにも、歯並びがきれいなことに越したことはありません。

A

自分に自信を持てなくなるだけでなく、虫歯になりやすかったり歯周病のリスクが増えたりします。

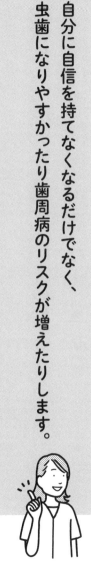

Q

矯正治療のために歯を抜くと、健康に悪影響がありますか？

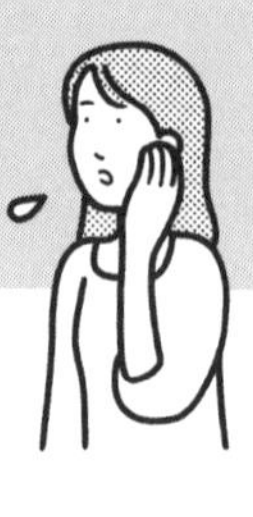

そもそも、子どもの矯正では歯を抜くことはありません。ただ、大人になってからの矯正治療では歯を抜くケースもあります。

矯正治療のために歯を抜くということは、つまり、虫歯でも何でもない健康な歯を、歯並びをきれいにするために抜くということです。

どこも悪くない歯を抜く。このことに、抵抗感を持つ人は少なくないですし、そう感じることは自然だとも思います。でも、矯正治療では安易に歯を抜くわけではなく、治療目的で歯を抜くのです。

そもそも歯並びが悪いと、うまく機能しない歯が出てきます。たとえば八重歯のように、歯並びから外れて生えている歯は、ものを噛むこともできません。歯の本数を減らして歯並びを整えたほうが、きちんと機能するようになります。

そのため、歯を抜くことが直接、健康に悪影響を与えることにはなりません。

ただし、気道が狭くなるというようなデメリットもありますから、「抜いてもまったく問題がありません！」というわけでもないのです。整った歯並びで、歯を抜かなくて済むことが一番いいですよね。

子どものうちに成長に合わせて矯正治療をしておけば、歯を抜く可能性もグッと低くなります。だからこそ、早めの治療をおすすめしたいです。

A

大して悪影響はありませんがデメリットもあるので、子どものうちに矯正治療をすることが望ましいです。

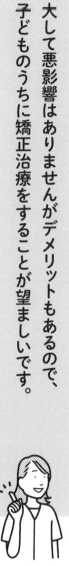

Q 歯科矯正の治療をすると、良いことばかりですか？

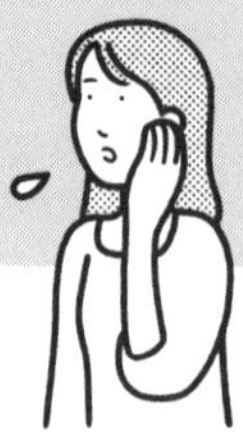

正直なところ、大人になってからの歯科矯正にはリスクがないとは言えません。骨に無理な力をかけることになって、たとえば歯茎が下がることもあります。

また、装置をつけっぱなしにしておく必要があると、歯磨きをしていても、ブラシが届かない部分ができてしまい、歯自体が溶けてしまうというケースも。せっかく歯並びをきれいにしても、そもそも歯自体が使い物にならなくなったら意味がありませんよね。

こうしたマイナス面も、可能性としてはあることを知っておいていただきたいです。

ただ、私が子どもの矯正治療をする場合は、取り外せるマウスピースを選択することが多いので、そうした心配はあまりありません。

あえてマイナス面を挙げるとすれば、時間とお金がかかることでしょうか。

親御さんからすれば、50万円近いお金をかけて治療させることになりますし、それなりに時間もかかります。

お子さまにとっても、トレーニングを毎日やることは簡単ではないと思います。

とはいえ、大人になってから歯科矯正をするよりもずっと、良いことづくめであることは確かです。

リスクは少ないし、顔立ちも整いますし、費用も大人の矯正に比べれば半分ほどで済みます。何より面倒くさいトレーニングをやり遂げたことで得られる自信も大きいのではないでしょうか。

A

時間とお金はかかりますが、子どもの矯正に取り組むと、自信や整った顔立ち、健康を手に入れられます。

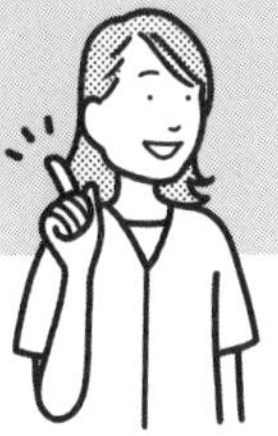

Q

乳歯を抜くタイミングが遅かったために歯並びが悪くなったのでしょうか？

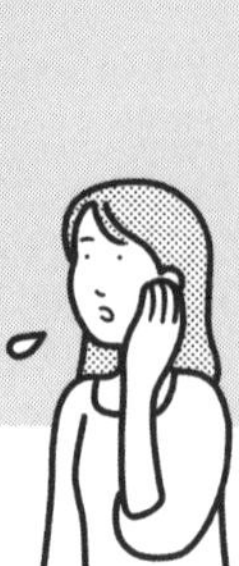

乳歯がなかなか抜けないから、歯並びが悪くなったと勘違いしている親御さんがとても多いです。「早く乳歯を抜いていれば、きれいな歯並びだったのではないか」と考えるようです。

でも、それは関係ないことが多いです！

歯並びを決めるのは、歯がきれいに並ぶだけのあごのスペースがあるか、それともないか、ということなのです。乳歯を抜くタイミングとはほぼ無関係と考えても差し支えないと思います。

たとえば、乳歯がグラグラしているけれど、なかなか抜けない。そのうち乳歯の下から斜めに永久歯が生えてきたというケースもありますよね。

そういう時に乳歯を抜かなかったから、乳歯が邪魔をして永久歯がまっすぐに生えなかったと考える方もいますが、それも関係ありません。

下の永久歯は、そもそも内側に少し倒れるような角度で斜めに生えてくるものです。そして、いずれまっすぐになる。

ずっと斜めに倒れたままでいたとしたら、多くの場合、それはなかなか抜けなかった乳歯が邪魔をしたわけではなく、単にスペースがなくてまっすぐになれなかったということです。つまり、あごの成長に問題があったということになります。

A

関係ありません。永久歯がまっすぐに生えないのは、乳歯が邪魔をしたせいではないことが多いです。

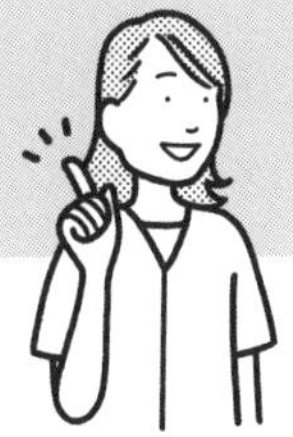

Q

まだ乳歯ですが、噛み合わせが反対です。ほおっておいても自然に治りますか？

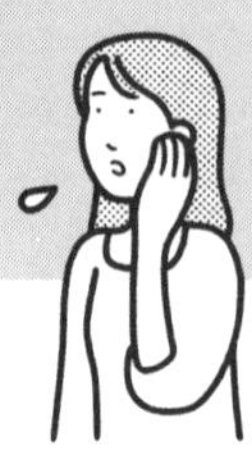

乳歯の反対咬合《はんたいこうごう》ですね。これは、一般的に小児矯正の歯科医院では、治療対象になることが多いです。

ただ、私は様子を見たほうがいいという考え方です。

乳歯の前歯のみの反対咬合は、実は6割は自然に治る可能性があると言われています。

まだ幼くて、成長の余地があるからです。

しかし4割は自然には治らないわけですから、判断は難しいところです。

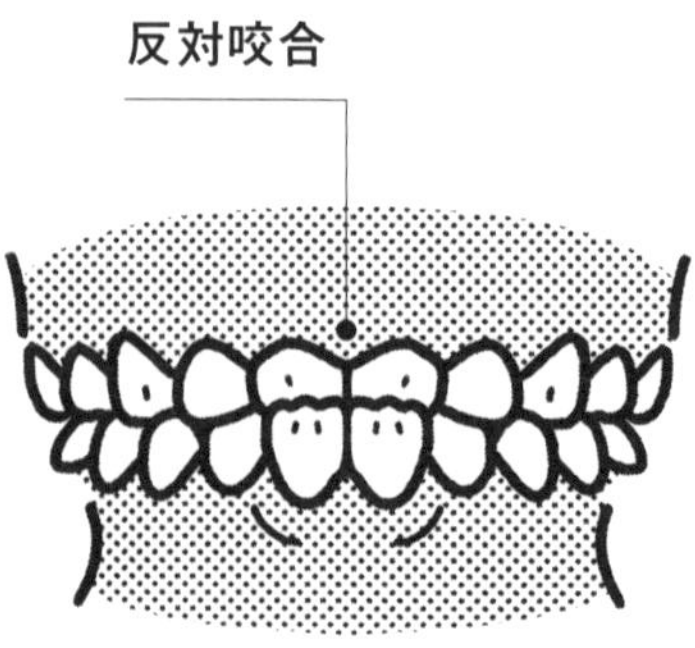

現状では治療する歯科医院が多いので、心配なら治療してしまおうという方針が一般的なのかもしれません。

でも、私のところに乳歯の反対咬合のご相談があれば、すぐに治療をスタートせずに様子を見ながら適切に判断していきたいと思います。

乳歯の反対咬合に気づいたら、まずは歯科医院に行って相談してみてください。

A

6割は自然に治ると言われています。まずは歯科医院で相談しましょう。

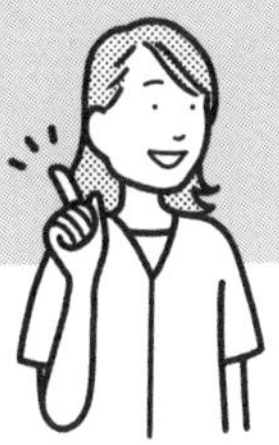

Q

上の2番目の歯が裏から生えてきたのですが、時間が経てば良くなりますか？

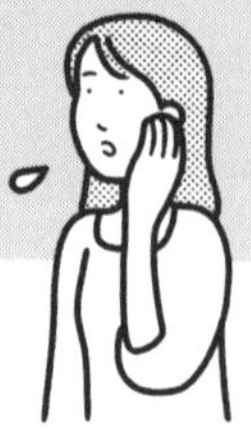

上の2番目（前歯の横の歯）が前歯の裏側に生えてきてしまった。

我が子がそうなった時「うちの子、歯並びが悪い⁉」と気づいて来院されるケースがとても多いです。

もし矯正治療をするとしたら、ある程度のまとまったお金がかかります。ちなみに、私の医院での平均費用は50万円です。躊躇するのも当然ですよね。

だから、「時間が経てば、そのうちに自然に治ります

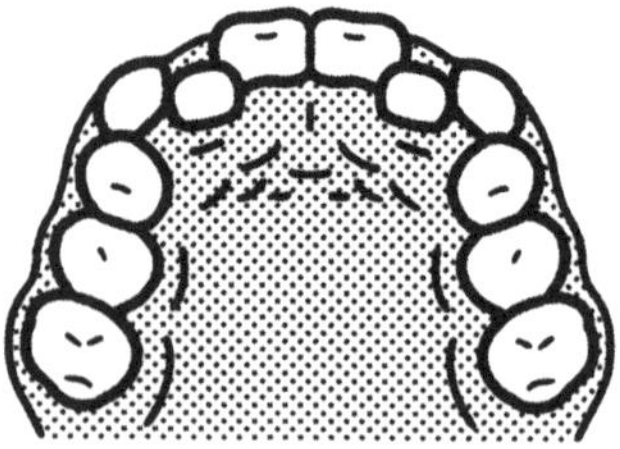

上の歯の2番目の歯が、前歯の裏に生えている

か？」とよく聞かれるのですが、「残念ながら治りません！」というのが答えになります。

やはり、あごが未発達で歯がきれいに並ぶスペースがないということなので、お子さまの歯並びをきれいにしてあげたいのであれば、治療をスタートさせることになります。

A

いいえ。
ほおっておいてもきれいな歯並びに治ることはありません。

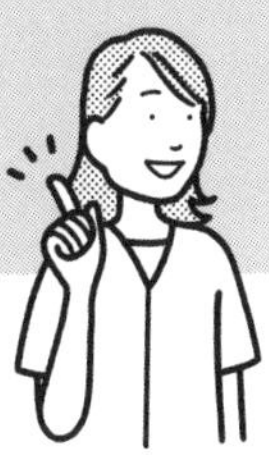

Q 矯正治療は、子どもにとってかなり痛いですか？

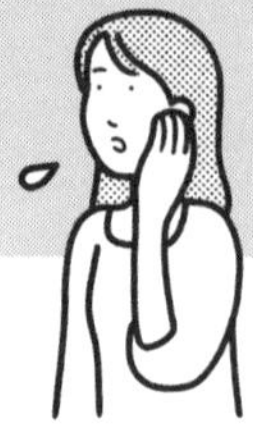

もし矯正治療が痛ければ、子どもは嫌がりますよね。そして、嫌がる子に治療をさせるのは親としては負担なので、痛いかどうかは親御さんにとって気になるポイントです。

結論から言えば、ほとんど痛くはありません。

なぜなら、成長に合わせて矯正するため急激な力を加えることがないですし、まだ骨が柔らかいので無理なく整えていけるからです。

しかし、これが大人の矯正になると痛いです。成長が終わってしまった骨格の中で歯並びを整えるには、それなりに力を加える必要がありますから。

また、ワイヤーなどの装置をずっと装着することが多く、常に口の中に異物をくわえて

A

大人の矯正と比べると、それほど痛くありません。

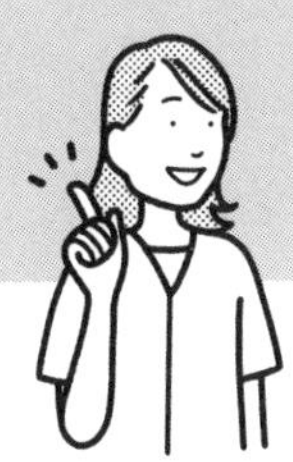

いる状態になるので、それなりに不快感や痛みは出てきてしまいます。

子どもの矯正治療といってもいろいろな治療法はありますが、どんなケースでも大人の矯正治療よりは痛くありません。

そして、私がやっているような教育プログラムとマウスピース装着の治療なら、ほぼ痛くないので安心してください。

Q

矯正治療をすると、あごが広がって顔が大きくなってしまいますか？

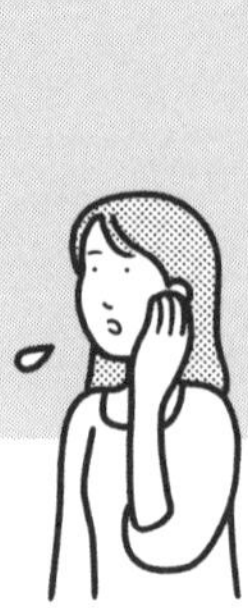

矯正治療ではあごを広げるため、「顔が大きくなってしまうのではないか⁉」と心配される方が多いです。でも、安心してください！　顔は大きくなりません。

そもそも、通常よりもあごが小さいから歯並びが悪くなっているわけです。あごを広げるというのは、小さいあごを通常の大きさにするだけなので、通常の大きさだったあごをより大きくするわけではありません。

顔の大きさを、私たちはどのように判断しているのでしょうか。正面から見た時の顔の幅によって、大きいとか小さいとか判断するものだという気がしています。すると、おそらく頬骨の張り出し具合が大きさを印象づけるのだと思います。

A

いいえ。顔の大きさに影響はありません。

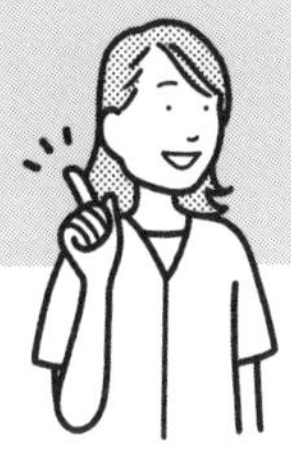

歯科矯正で広げるのはあごであり、頬骨ではありません。そして広げると言っても、「大きくなった！」と感じられるほど広げるわけでもありません。歯がきれいに並ぶスペースを確保したいだけです。

だから、頬骨を越えて歯列弓《しれつきゅう》（歯並びの曲線）が広がることはないので、安心してください。

子どもの矯正では、小さいあごを正常に発達させるだけなので顔は大きくなりません。

そして大人の矯正の場合はもう骨格は成長しませんし、力を加えて少し広げるという程度ですから、大丈夫です。

Q

どんな治療法でも、結果は同じですか？

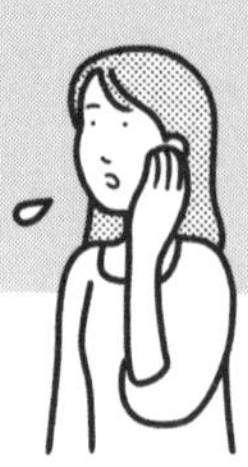

子どもの矯正治療では、私は成長に合わせた「骨格からの矯正」を行っています。ただ、どの歯科医師も子どもに対して同じ治療法を選択するわけではありません。

大人の矯正治療と同じように、歯並びのみを整えるケースもあります。また、あごの成長に着目していたとしても、トレーニングを治療に組み込んでいないこともあるでしょうし、本当に歯科医院によって治療方針がさまざまなのです。

どういう治療法が良いのかは、ご家庭の考え方によると思います。ただ、結果は明らかに変わるので、治療後を想像してみることには意味があります。

何度もお伝えしているように、成長に合わせて骨格の正常な発達を促すためのトレーニングをし、マウスピースも装着したら、顔立ちが整います。

でも、歯並びだけを整えて根本的な骨格部分に着目しなかったら、骨格は未発達なまま。顔立ちを整えるチャンスを逃すことになりますね。

また、その場合はかなりの確率で、整った歯並びを維持していくのが難しく、大人の矯正治療もするケースが多くなります。

そう考えると、治療法によって結果は大きく違ってきます。よく考えたり、歯科医院の治療方針を理解するために話をよく聞いたりすることが大切です。

A

子どもの成長に合わせた骨格からの矯正と、歯並びのみを整える矯正とでは、結果が変わってきます。

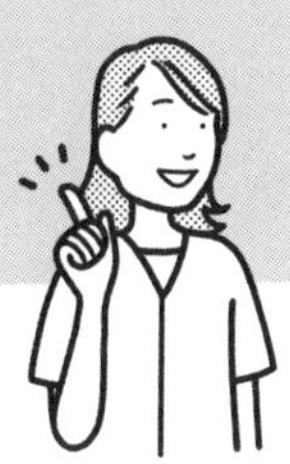

Q マウスピースとワイヤーでは、どちらが虫歯になりやすいですか？

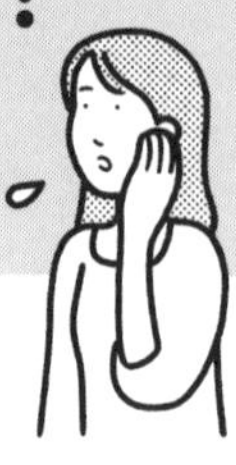

マウスピースもワイヤーも矯正治療でよく使う装置ですが、基本的には、外せないワイヤーのほうが虫歯になりやすいです。装置をつけたままでは、歯磨きをしても汚れを落としにくいですからね。

ただマウスピースでも、歯磨きをせずに汚れたまま装着してしまう人もいて、そうすると口の中を清潔に保てません。するとやはり、虫歯になりやすい環境になってしまいます。だから、マウスピースをつける前にしっかりと歯磨きをしておくことを意識していただいたほうが良いと思います。

A

外せないので、ワイヤーです。でも、マウスピースも歯磨きせずに装着するとダメです。

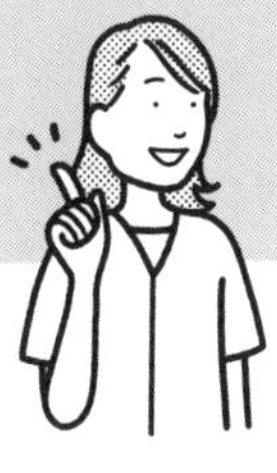

私は、子どもの矯正治療では上下一体型のマウスピースを使います。それも、装着する時間は限られていますから、外している間にきちんと歯磨きをしてもらえれば、それほど虫歯の心配はないと思っています。

大人の矯正治療になるとワイヤーを装着するケースが多いので、歯磨きしにくくなってしまいます。

そういう意味でも、矯正治療は子どものうちにやってしまったほうが後々ラクだと言えるでしょう。

Q 学校にも、マウスピースをつけていかなくてはいけないですか？

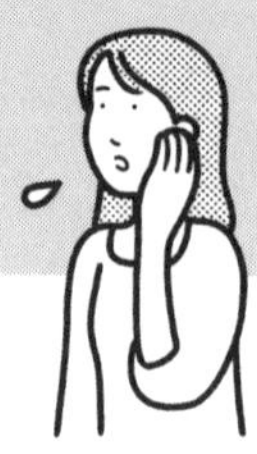

私が子どもの矯正治療で使用するのは、主に上下一体型のマウスピースです。上下一体型ということは、上下がくっついているので口を開けることができません。

そんなマウスピースを学校に装着していくことなんて、現実的ではありませんよね。しゃべれないし食べられないので、学校生活を送れなくなってしまいます。

マウスピースを装着するのは、

①起きている時間のうち1～2時間

②寝ている間

とお願いしています。子どもは成長過程ですし、骨も柔らかいので、その程度の時間で

A

マウスピースは学校にまでつけていくほど、長時間装着する必要はありません。

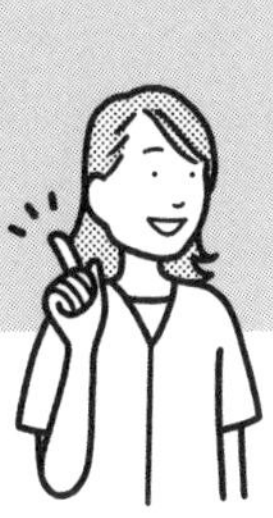

もマウスピースによって歯並びが整っていきます。時期によってはプレートやワイヤーのような固定式装置を3～4カ月使ってマウスピースと併用します。

ただ、歯科医院によって治療法や方針が違うので、上下一体型ではないマウスピースを使う医院もあるかもしれません。それでも、一日中ずっとつけっぱなしというわけではないと思いますので、学校にまでつけていくケースはそれほどないのではないでしょうか。

大人になってから矯正すると、ワイヤーをずっと装着することになって、外出する時も人と会う時も口に装着したままです。それはちょっとつらいですよね。

子どもの矯正なら、学校ではマウスピースをつける必要もない。それも、子どものうちに矯正治療をするメリットのひとつです。

マウスピースがよくちぎれてしまうのですがなぜでしょうか？

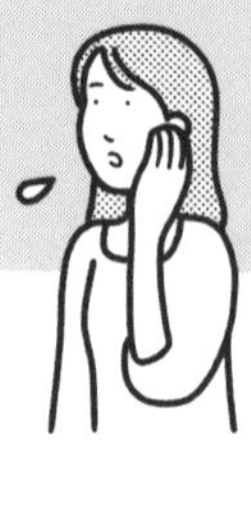

マウスピースは、シリコンでできています。丈夫で、我が家のペットである大型犬のゴールデンレトリバーが噛んだとしても、ちぎれるようなものではありません。

すぐに「ちぎれた！　壊れた！」という親御さんがいらっしゃいますが、それはお子さまが正しく装着できていないから。

マウスピースを装着している間に、しゃべったり口呼吸をしたり、口をもぐもぐ動かしたりすれば、ちぎれやすくなります。

本来、マウスピースを口に入れたら、口を閉じてあまり動かさないようにしなくてはなりません。

正しく装着できているお子さまはちぎれませんが、そうでないお子さまは何度もちぎれます。

そこで、当医院ではマウスピースが破損した場合、2個目までは無料でお渡ししますが、3個目からは有料にさせていただくようにしました。

すると、「ちぎれた！」という声が減ったのです。

やはり装置を大切に思い、正しい使い方をすればちぎれないということがわかりました。

A

正しい使い方ができていないからです。正しく使えていれば、まずちぎれません。

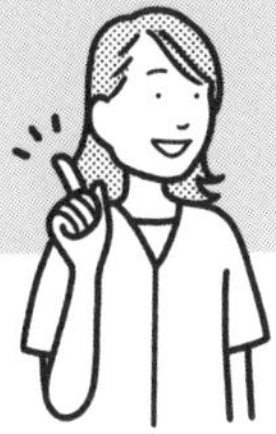

Q

夜寝ている間にマウスピースを装着しなければならないのはなぜですか？

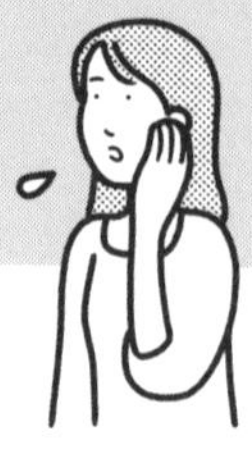

成長ホルモンが一番分泌されるのは、夜の10時から夜中の2時の間だと言われています。歯や骨の成長にもその時間帯が重要で、成長が著しい時に口を正しい型にはめてあげると、舌の位置などの口の状態が良くなると同時に歯並びも整ってきます。

ですから、その時間帯にマウスピースをはめることにこそ意味があるのです。

マウスピースを装着したまま眠れるのかということを心配される親御さんもいますが、安心していただいて大丈夫です！

そもそも私が使用している上下一体型マウスピースは、呼吸障害による睡眠時無呼吸症候群の予防のために考案されたものです。

いろいろな試験を経て作られており、眠りの深さには影響しなかったという調査結果があります。

下あごが小さい場合には気道を確保しづらいのですが、マウスピースをつけると下あごを前方に出して気道を確保できることになるのです。そのため正しい使い方をすれば、正しい呼吸ができるようになって、むしろ質のいい睡眠を取れる可能性が高まります。

大人になってから睡眠時無呼吸症候群に悩む人は多いですが、子どものうちにマウスピースであごの成長を促しておけば、悩まずに済むのかもしれませんね。

A

夜の10時から夜中の2時の間に、成長ホルモンが活発に分泌されるからです。正しい使い方をしていれば、マウスピースを装着したままでもよく眠れます。

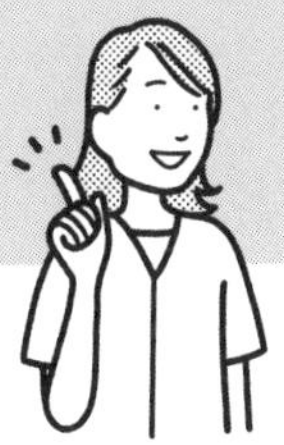

Q

装置を入れて寝ると口が少し開いてしまいますが、どうしたらいいですか？

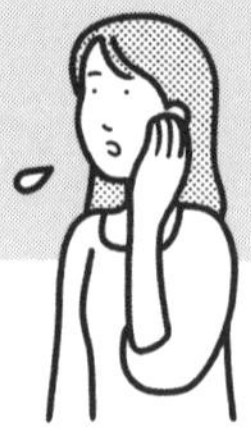

寝ている時に口が開くと口呼吸になって、睡眠障害が引き起こされてしまいます。だから、やはり口は閉じて寝てほしいです。

日中の1～2時間、マウスピースを装着する訓練をしっかりやっていけば、マウスピースが口に馴染むようになり、やがてくちびるを閉じる筋肉も鍛えられて口が開かないようになっていきます。

が、それまではどうしても口が開いてしまいがち。呼吸障害が改善され、体質も改善されるまでには一定期間が必要で、半年ほどかかることが多いです。

そのため、その半年ほどはくちびるにテープを貼って寝るようにしましょう。今は、くちびるを閉じるための専用テープも市販されています。

でも専用テープでなくても、もっと安価な肌に貼ることができる医療用のロールテープがあるので、それを少しずつカットして使うことをおすすめします。

コツは、くちびるからはみ出さないように貼ること。くちびるからはみ出してしまうと、その部分の肌が荒れてしまうことが多いのですが、くちびるの範囲内に貼っている限りは荒れません。

半年を目安に自力で口を閉じられるようになっていきますが、個人差もあります。

半年を過ぎてもまだ口が開いてしまうなら、閉じられるようになるまでテープを貼り続けてください。

A

半年ほど、くちびるにテープを貼って寝るようにしてみましょう。

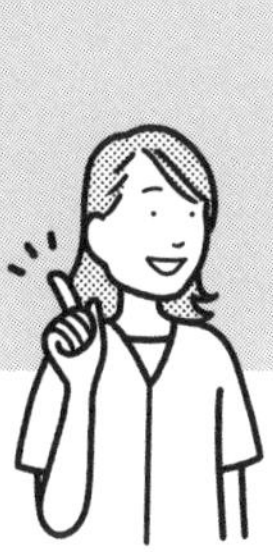

Q このまま治療を頑張って歯並びがきれいになったら、一生きれいなままですか？

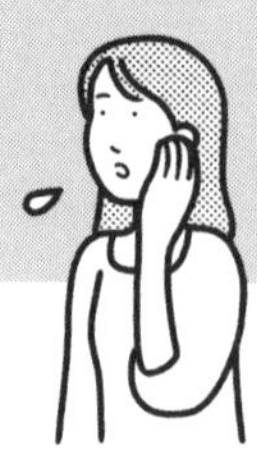

時間もお金もかけて歯並びをきれいにしたら、それをずっとキープしたいですよね。もちろん私たち歯科医師も、もう歯並びが悪くなることがないようにと考えながら治療にあたっています。

ただ、もともと歯並びが悪かった人が矯正後の歯並びをキープするのは、なかなか大変なことです。

まず、大人の場合は成長が終わっている骨格の中で、力を加えてできる限りの矯正を行ったわけなので、そのままほおっておくと元に戻ろうという力が働いて、歯並びもまた乱れてきてしまいます。

それを防ぐためにはリテーナーと呼ばれる保定装置を装着して、矯正後の歯並びを安定させる必要があります。そしてリテーナーを装着しなくなったら、その時から後戻りしてしまうため、ずっと装着し続けなくてはならないのです。

では、子どもの矯正のように骨格の成長を促すことで矯正治療をしたら、ずっときれいなままでいられるのでしょうか。

歯並びが悪くなる原因は、あごの骨が正常に発達しないこと。骨の正常な発達を阻害する原因には日常のクセがあり、そのクセを直すところから私は治療をはじめます。

それが、教育プログラムです。

この教育プログラムをしっかりこなして、クセが直ったとしたら、矯正治療で達成できた歯並びを維持できる可能性はかなり高まります。だからこそ、毎日続ける根気は必要ですが、トレーニングをしていただきたいのです。

子ども時代の一時期だけトレーニングをすれば、その後はずっときれいな口元でいられる可能性が高いなら、頑張れると思いませんか？　口元だけでなく顔の骨格から整えていくのが、クセを直す教育プログラムなのです。

A

クセを直すトレーニングが身についていたらその可能性は高まりますが、そうとは言い切れません。

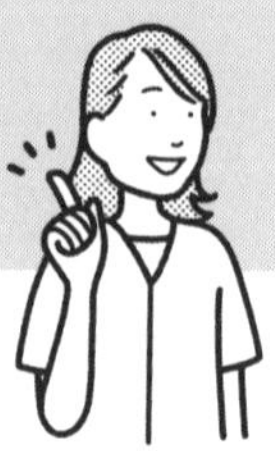

ただ、100%「一生きれい」とは言い切れません。なぜならクセというのは手強いもので、直ったと思っても直し切れていないケースもあるからです。

また、子どもの場合は矯正後にもいろいろな部分で成長が続いていくので、最終的にどのように発達が終了するのかは治療時にはわかりません。

そのため100%保証することはできないのですが、子どものうちに教育プログラムを実践しながら矯正治療すれば、その後の人生もきれいな顔立ちでいられる可能性はかなり高いです。

Q 矯正治療中に虫歯になったらどうしますか？

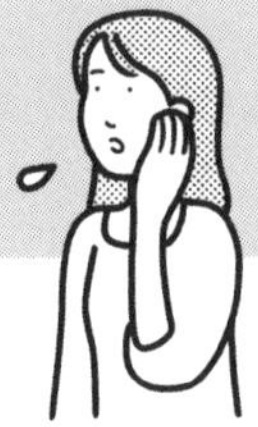

大人の矯正治療で、ワイヤーなどの装置をずっと装着している場合には、装置を外して虫歯治療をします。外してまた装着する、という少しの手間はありますが、特に問題はありません。

子どもの場合には、もっと簡単です。装置を装着する時間が限られているので、装置を外している間に普通に虫歯治療をすることができます。

そもそも今は、虫歯になる人がとても減っていて、私の医院にも虫歯治療に来る子どもは多くありません。

そして、いざ治療をするといっても乳歯の場合は短期間で治療も終了し、1日で終わるケースもよくあります。だから、虫歯治療途中で歯に穴が開いた状態のまま、矯正装置を装着しなければならないということもありません。

もちろん、虫歯にならないことが一番ですが、もしなったとしても問題なく治療できますので安心してください。

A

子どもの場合は特に、矯正治療中でも問題なく虫歯治療できます。

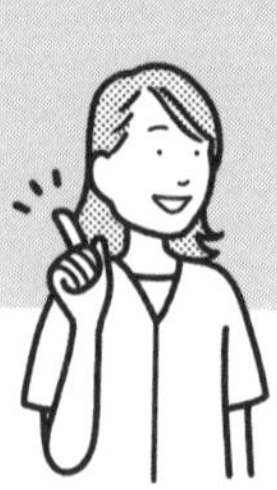

Q

矯正治療中に口内炎になって、子どもが痛がったらどうすればいいですか？

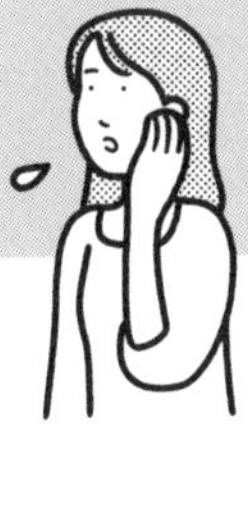

そもそも、口内炎はどうしてできるのでしょうか。ストレスや栄養不足で免疫力が下がったり、うっかり口の中を噛んでしまったりウイルスに感染したり、いろいろな原因が考えられます。遺伝的になりやすいということもあります。

ただ、ひとつ言えることは、いつも口が開いている人は口内炎になりやすい、ということです。

それは、口が開いていると口の中が乾きがちになる、つまり唾液が蒸発してしまって、唾液の持つ殺菌成分がなくなって免疫力が下がってしまうから。

口内炎対策としては、口を閉じることと、しっかり歯磨きをすること！

歯並びが悪い子は口が開いていることが多いので、それだけで口内炎になるリスクは減ると思います。

もちろん口内炎の原因はそれだけではないので、どうしてもなってしまうことはあります。口内炎になってしまって痛いという場合にどうすればいいのか。

私は「口を閉じること、よく歯磨きをすること」という指導と共に、塗り薬をお出しします。それでトレーニングとマウスピース装着を続けてほしいと思います。

私が採用している上下一体型のマウスピースはシリコン製なので、ワイヤーのように硬いものではありません。口内炎が痛いと言っても、その痛みを増幅させるようなものではないので、装着できます。

それでもあまりにも痛くて、トレーニングをしたりマウスピースを装着したりすることができないのであれば、1~2日お休みしても構いません。その程度のお休みであれば、それほど後戻りの心配をしなくても大丈夫です。

ただ、お子さまがお休みに味をしめて、その後のトレーニングとマウスピース装着もできるだけお休みしようとして、大して痛くもないのに「痛い！」と訴えてくるかもしれません。

その時に、かわいそうだからとズルズルお休みさせていると、治療がまったく進まなくなります。せっかくそれまで頑張ってきたのに、そこで後戻りしてしまったらもったいないですよね。

本当に我慢できないほど痛いのか、それともトレーニングとマウスピース装着をお休みしたいから痛いというのか、それをご家庭でしっかりと見極めていただけると助かります。

A

基本的には口内炎が改善するアドバイスをして矯正治療を続けますが、痛みが強い場合は少しお休みしても構いません。

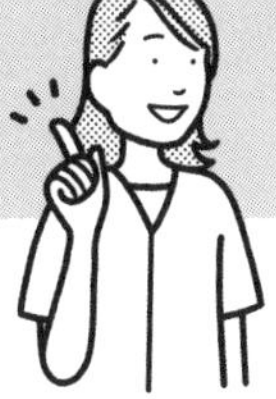

第4章

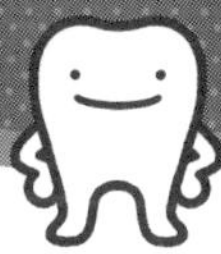

親御さんたちに知っておいてほしいこと

歯並びの悪さは見えないトラブルのサインかもしれません

みなさんは、お子さまの歯並びが悪いことに気づいたら、どうしますか？

「まだ乳歯のほうが多いし、全部永久歯に生えかわるまで様子をみようかな」とか、「見た目は少し気になるけれど、歯並びが悪いからと言って特に困ることもないし、これ以上ひどくならなければこのままでもいいかな」と思いませんか？

もし、そう思って放置してしまうとしたら、もしかすると大切なお子さまの健康を損ねてしまうかもしれません！

「特に困ることがない」というのは失礼ながら素人判断で、歯科医師の私としては「いいえ、困ったことになる可能性は大いにありますよ！」とお伝えしたいです。

第1章で説明した通り、歯並びの悪さには「正しい鼻呼吸ができずに口呼吸をしてしまう」という根本的な原因があります。そして、たくさんある口呼吸による弊害の中のたったひとつが、歯並びの悪さなのです。

歯並びをきれいにすればそれでＯＫではなくて、実は他にもたくさんの弊害があるのだから、根本的な原因から改善していかなくてはならないのです。

たとえば、なぜか最近、モグラがよく出てきて畑を食い荒らしてしまうとしましょう。そうしたら、モグラ退治をしたくなりますよね。

でも、どうしてモグラが急に出現するようになったのかを考えてみると、もしかすると地殻変動など、目に見えない地底の奥深くで何か異常が起こっているのかもしれません。そうだとすると、モグラをいくら捕まえても意味はありません。

原因を探れば、近い将来に大きな自然災害が起こる可能性があるのです。そちらに備えることこそ、実は大事ですよね。

それと同じで、とりあえず目の前の課題である歯並びの矯正（＝モグラ退治）だけをしても意味はなくて、口呼吸（＝地殻変動）という根本的な原因に対応する必要性を感じていただきたいと考えています。

歯並びの悪さは、見えないトラブルのサインかもしれないのです。

すでに口呼吸のさまざまな弊害については説明しましたが、その中で一番目に見えてわかりやすいのが歯並びの悪さです。だから、歯並びの悪さに気づくことが、深刻な見えないトラブルに対応するチャンスだと考えることもできますね。

ぜひ、覚えておいてください。お子さまの歯並びが悪かったら、健康を害したり、顔立ちにもマイナスの影響があったりする可能性があるということを。

それに気づき、早めに治療して口呼吸の弊害からお子さまを救うことができるのは、やはり一番近くで成長を見守る親御さんたちです。

なかなか思うように育たなくて、子育てにイライラすることもありますよね。でも、やはり我が子はかわいい。

私も母親として、子どもへの愛情は自覚しています。我が子には、誰よりもしあわせになって欲しいと願っています。

みなさんも、文句を言ったり叱ったりしながらも、きっとお子さまのしあわせを願っているはずです。だからこそ、そのしあわせの基礎となる心身の健康と自己肯定感をお子さまにプレゼントしませんか？　歯並びの悪さというサインを見逃さず、健康や顔立ちに悪影響を与える根本的な原因に対処していっていただきたいですね。

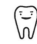

親世代が知らない子どもの矯正治療

私も含めて親世代のみなさんは、歯科矯正の治療と言えば、どんな治療を思い浮かべますか?

そもそも、私たち親世代が子どもだった時に、歯科のトラブルと言えば虫歯が多く、今ほど歯科矯正の治療を受ける人は多くありませんでした。だから、自分の経験として思い浮かべられる人も少ないと思います。

でもクラスに数人は、矯正治療を受けている子はいましたよね。それを思い出してみると、歯の表面にワイヤーを装着して矯正していたイメージはありませんか?

歯科のトラブルも時代と共に変わり、今は虫歯は減って、矯正治療が増えています。そして、その治療法も日々進化しています。また、何度かお伝えしているように、医師によって採用する治療法もさまざまです。

そうなると、自分では経験していない人が多く、矯正治療と言えばワイヤーの装着をイメージする親世代は、現在の子どもの歯科矯正についてあまり知らないのが当たり前。

我が子の歯並びが悪いと思った時に、なかなか具体的な治療過程を思い浮かべることはできません。

だから私は、まずお子さまを連れて来院してくださった親御さんに、私の治療方針と治療内容を丁寧にお話しすることにしています。

①歯並びの悪さは、口呼吸の弊害のひとつです
②口呼吸をしていると、あごの正常な発達が阻害されるから歯並びも悪くなるのです
③口呼吸には他にも多くの弊害があり、心身の健康を損ねやすくなります
④しかも、あごが十分に育たないということは、顔立ちにも影響します
⑤だから鼻呼吸を習慣づけて、あごの正常な成長を促しましょう
⑥そのためには、ご家庭で毎日、教育プログラムを実践する必要があります
⑦起きている間の1〜2時間と寝ている時間に、マウスピースを装着してください
⑧やり通すことができれば、必ずお子さまの未来にプラスになります

⑨根気のいる治療ですが、やり通す強い気持ちがあるなら、一緒に頑張りましょう！

簡単にまとめると、この9つのポイントを説明して納得していただくのです。世の中にはたくさんの歯科医院があり、その中から選んで来てくださったわけですから、お子さまにはきれいな歯並びになって自信をもって笑顔を見せてほしい！　そのためには、まず親御さんたちに矯正治療についてきちんと理解していただくことが必要なのです。

多くの場合、「矯正治療って、イメージと違う！」と驚かれると思います。その驚きを好奇心に変えて、ぜひ理解を深めていただきたいです。

親御さんたちへ 10のお願い

矯正治療をスタートするのは、小学校低学年がベストです。

根気が必要な治療なので、まだ幼いお子さまが教育プログラムやマウスピースの装着を自主的にきちんとやるのは難しいですね。

そこで、何よりも大切なのが親御さんの協力。毎日の努力が必要なことを思い出させたり、嫌がる時にはうまくなだめるなどコントロールをしたり、励ましたり、サポートがあって初めてお子さまも実践できるのだと思います。

ただ、そのサポートの方向性が間違っていたら意味がないですよね。

もちろんお子さまの性格によって、導き方はいろいろなのだとは思いますが、どんなお子さまに対しても心に留めておくべきことがいくつかあります。

(1)治療方針を理解してください

お伝えしたように、親御さんたちの子ども時代とは矯正治療の内容が変わってきています。その中でも、私は教育プログラムとマウスピースの装着という2本柱での治療を行っています。

みなさんには馴染みがない治療法かもしれませんが、私が考える〝現時点でもっとも効果的な子どもの矯正治療法〟です。もちろんお子さまにも説明しますが、親御さんがまずこの治療方針を理解しなくては効果も望めません。

つらくて厳しい治療というわけではないですが、根気と努力が必要なので、決してラクな治療ではありません。正直なところ、途中で教育プログラムが続かなくなったり、マウスピースの装着する時間を守れなくなったりするケースもあります。

ですから、親子でやる気がなければおすすめしません。

そのやる気を確認する意味でも、治療費を先払いしていただき、「途中で止めてしまってもお返ししません。それでも、本当に治療をスタートしますか?」とお聞きするようにしています。

きちんと治療内容と方針を理解し、親子で頑張る意欲があれば、必ず効果が表れます。私も全力で向き合い、そのやる気に応えます!

◇Episode-1　小学1年生・女児

乳歯から永久歯に何本か生えかわった、小学1年生のAちゃんがお母さまに連れられてやって来ました。

治療について丁寧に説明し、「治療をやり通す」という誓約書にもサインしていただき、治療費も前払いでいただきました。

そして治療をはじめ、ある程度の成果が見えてきた頃。

「このまま頑張れば、次回は合格だね！」とほめました。

教育プログラムには項目を設けてあり、合格できたら次の項目に進むというように、ステップを踏んで達成していくものなのです。Aちゃんは、ある項目をもう少しで合格できそうなところまできていました。

ところが次の診療で口の中を診ると、改善どころか前回よりもむしろ状態が悪くなってしまっています。いわゆる『後戻り』です。もちろん、合格をあげるわけにはいきません。

するとお母さまは「次は合格だと言ったじゃないですか！」と、納得がいかない様子。

私が申し上げたいのは、あくまでもきちんとご家庭でトレーニングができたら合格だということでした。それだけ日々のトレーニングが大切なことは、はじめにきちんとお伝えして同意をいただいていたはずです。

後戻りしていたのは、トレーニングができていなかった何よりの証拠になります。

その後も、Aちゃんのお母さまは「なぜ毎日やらなきゃいけないんですか!?」「どうしてなかなか良くならないんですか!?」とおっしゃって、そのたびにご説明しましたが、結局はまったく治療方針を理解されていなかったことがわかりました。

理解しなければ不満が募り、こちらを信頼していただけなくなります。また、こちらも理解していただけないことにがっかりしてしまいます。

このケースは途中で挫折して通院を止めてしまったので、Aちゃんがかわいそうだと思いました。

(2)医師には正直にお話しください

教育プログラムを毎日やり、マウスピースを毎日装着する。これは、ご家庭でやるべきことであり、私はやっていただくことを前提に治療をします。

でも、毎日の継続はなかなか難しいですよね。お子さまが嫌がるかもしれませんし、何かの事情でマウスピースを装着できないということもあるかもしれません。ところが、毎日できていないのに、「やりました」と報告されることがあります。

でも、きちんとやったかやらないかは、医師にはすぐにわかります。何もポジティブな変化がないのに「やりました」と言われても、それが真実でないことをお子さまの口の中が証明しているのです。

やらなかったら診療の時に怒られる！　それを恐れているのだと思いますが、こちらとしては何より正直にお話しいただきたいです。その場しのぎの「やりました」は、お子さま本人と親御さんと歯科医師である私との信頼関係を壊します。

プログラムが進んでいるはずなのに結果が出ないとなれば、こちらも対処のしようがありません。

歯科医師は注意をすることはあっても怒りはしませんので、できなかったときには正直にお話しください。

また、いろいろな心配事にお答えする時にも、正確に事実をお話しいただけなくては正しいアドバイスもできません。協力し合い、信頼し合うことがとても大切だということをご理解いただけるとうれしいです。

◇Episode-2　小学2年生・男児

いつも元気なBくん。診療室では屈託のない明るい笑顔に癒されるのですが、矯正治療のほうはなかなか進みません。

今日も、前回とまったく変化が見られない……。

そう思っている私に、お母さまは「毎日トレーニングを頑張っています！」とにこやかにおっしゃいます。

「そうですか。あまり変化が見られないですけどね」と私。

「でも、ちゃんと声をかけてやらせていますから」とお母さま。

うーーん、困った。

するとBくん、「ママ、違うじゃん！　旅行に行っている間はやらなかったし、帰って来てからもあんまりやってないよーー！」と元気に自己申告してくれました。

思わず苦笑いしながら、「トレーニングを毎日やらないと、きれいな歯並びにならないんだよ。頑張ってね！　早く治療が終わって、遊ぶ時間が増えたほうがいいよね」とBくんに言って、お母さまにもうなずいてみせました。

お母さまは真っ赤になってバツが悪そうでしたが、真実がわかってBくんの明るさに救われたので良かったです。

(3)お子さまの気持ちを無視しないでください

小学校低学年のお子さまの意思を確認するのは難しいですよね。

「歯がデコボコしているから、歯医者さんに行って治してもらおうか？」と言っても、まず理解させることが大変ですし、お子さま自身に「治したい！」という気持ちを持たせることもなかなかできないと思います。

だから矯正治療をしようと考えるのは、ほとんどの場合はお母さまです。そしてお母さまが、お子さまを説得して歯科医院にやって来るのです。

その説得がきちんとできていないと、後から厄介なことになります。はじめのうちは、「ママの言うことを聞かないと怒られる！」という怯えから、「矯正治療するよね？」と聞かれれば「うん」と答えたとしても、お子さま自身が治療についてきちんと納得していなければ続けられません。

必要なのは、治療しなければ怒るということではなくて、治療の必要性をお子さまにも教えることです。お子さまの気持ちを無視して親だけが突っ走っても、結果を出すことは難しいです。

◇Episode-3　小学1年生・男児

ちょっとおとなしいCくん。初診の時に私が治療方針をお話して、「できますか？」と聞くと、お母さまは「はい、やります！」と熱心に答え、Cくんにも「やるよね？できるよね？」とおっしゃいました。

Cくんは、小さく「うん」とうなずきましたが、それはやる気があるという感じではなくて、ママのプレッシャーに逆らえない……というように見えました。

案の定、しばらくすると診療室で口を開けるのも嫌がるようになり、「ちゃんとしなさい！」とお母さまから怒られるようになりました。お子さまの気持ちが無視されている典型的なパターンです。

そこで私は、お子さまを説得するのに効果的な声掛けをしてみました。

「考えてみてね。寝ている間と起きている時の1時間だけ、マウスピースをつければいいんだよ！　学校ではつけなくても大丈夫。お友だちに見られる心配もない。でもね、もし大人になるまでほおっておいたら、ずーっとワイヤーをつけてそのまま外に出て、いろんな人と顔を合わせなくちゃいけなくなる。どちらがいいと思う？」

幼いとは言っても小学校で社会生活を送るようになっていれば、この説得は効きます！　Cくんはしばらく考えていましたが、「今やる」とポツリ。おとなしいCくんにしては、はっきりとした意思表示をしてくれました。

この時、お母さまも急かさずプレッシャーをかけず、一緒にCくんの言葉を待ってくれたことが良かったと思います。

(4)怒らないでください

聞き分けのない子どもを相手に、根気のいる治療を続けさせるのは本当に大変です。親御さんのほうこそくじけそうになる気持ちは、よくわかります。

でも、怒っても何もいいことはありません。お子さまは恐怖で縮こまってしまうか、反発するか、泣いてしまうかのどれかで、やる気を出して行動を改めるということはほぼないと思いませんか？

これまでたくさんの親子を見てきました。中には診療中にお子さまを怒鳴る親御さんもいらっしゃいました。私に「この子はまったくダメなんです」と本人の前でダメ出しをするお母さまも、おうちではずっと怒っているんだろうなと想像できるような、険しい顔つきのお母さまと怯えたお子さまの親子もいました。「もう、こんな子は知りません！」と投げやりになり、我が子を見放す態度を取るお母さまもいます。

そのような「怒る親」がいるお宅の子は、途中で挫折する傾向があります。最初は「怒られないように……」と頑張るけれど、続かない。治療を頑張ろうとする気持ちよりも、怒られたり文句を言われたりすることへの怯えや不満が強いからではないでしょうか。

ただ、怒ったとしても親の愛情がしっかり子どもに伝わっている場合は、うまくいくこともあります。「あなたがとても大切で、ずっと健康でいてほしいんだよ」という気持ちがあるなら、それを積極的に表現してみましょう。

⑸親の助けが必要であることを理解してください

治療の必要性を理解することも難しい子どもですから、根気よく治療するためには絶対に親の助けが必要です。トレーニングをやらせることを負担に感じる方もいらっしゃいますが、お子さまの健康を考えたら、逃げてはいられません。

嫌がって毎日の教育プログラムやマウスピースの装着をしないのは、子ども本人のせいだからと放任しないでください。

「自主性に任せる」という言葉は、小学生の子どもの根気のいる治療には通用しません。まずは親御さんが覚悟を決めましょう。

◇Episode‐4　小学2年生・女児

小学2年生のわりにしっかりしているDちゃん。お母さまも「あまり手がかからない子です」とおっしゃっていたので、おうちでのトレーニングも安心かな、と期待していました。

ところが、1年以上経ってもあまり改善が見られません。お母さまは自主性に任せていたようですが、しっかりしているとはいえ、まだ小学校低学年。一人で頑張ることは難しいのです。

やはり助けが必要。そうお伝えすると、お母さまも「もっと私がサポートするべきでした。これから覚悟を決めて私も頑張ります!」と宣言してくださいました。

それからは母娘の二人三脚で、みるみるうちに矯正治療が進むようになりました。トレーニングをする時には励まし、マウスピースも決められた時間だけでなく、ほぼ24時間学校でも装着させるほど。

私も驚きました。本来はそんなにマウスピースをつけっぱなしにする必要はないのですが、装着に慣れさせるという意味があったようです。お母さまの気合に感心しましたし、おかげでDちゃんの歯並びは歯科コンクールで表彰されるほどきれいになりました。

(6)自己判断しないでください

たとえば、口内炎ができて痛そうだからマウスピースの装着をしばらくお休みにするなど、親御さんの判断で、やるべきことをやらずに済ませるということがあります。もちろん、ご家庭でのトレーニングや装置装着をお休みすると、それだけ治療は進みません。本当にお休みする必要があったのでしょうか。

他にも、いろいろな理由でご家庭でのトレーニングやマウスピースの装着を止めてしまうケースを見てきました。

喘息だからトレーニングできない、鼻炎だから鼻呼吸はできない、疲れていたからトレーニングをお休みした、夜寝ている間にいつもマウスピースが外れてしまう、等々。でも経験上、本当にお休みしなければならないケースは少ないです。問い合わせていただければいいのですが、親御さんはつい自己判断してしまいがち。

子どもを育てているのは自分だから、子どものことは自分が決める。そういう意識があるのでしょう。

子育て方針はそれでいいのですが、治療となれば別です。コントロールするのは親御さんではなく医師です。ぜひそれを思い出してください。

親の判断を優先していると、いつの間にか治療方針通りにトレーニングすることができなくなります。それが結局は治療の妨げとなるので、「お休みしたほうがいいかな？」と迷ったらお問い合わせください。

⑺お子さまに寄り添ってください

お子さまに根気よくトレーニングをさせる親御さんは大変ですが、一番大変なのはお子さま本人です。やる気を失くすことも、「今日はイヤだ！」と駄々をこねることも、未熟な子どもならある意味仕方のないことですよね。

その気持ちを理解せずに、「親の言うことを聞きなさい！」という態度で押し通そうとしてもうまくいきません。やはり、寄り添う態度こそが重要だと思うのです。

子どもは親の姿をよく見ているもので、たとえば親がロクに掃除もせずに漫画を読んでいるとか、「忙しい」と言いながら実はゲームをしていたら、それをしっかり覚えています。そして、自分ばかり「トレーニングしなさい！」と言われる矛盾に反発します。

とにかくまじめに働いたり家事をこなしたりするべきだというわけではありません。ただ、「自分ばかりイヤなことをさせられる」と思われないように、毎日頑張るお子さまに寄り添う姿勢は必要だと思います。

(8)上手に励ましてください

日本の親は、「うちの子はダメ」と謙遜しがちですよね。これが単なる謙遜ならいいのですが、本当にダメだと決めつける人も少なくないように感じます。

でも、子どもの能力はこちらの想像を超えてくるものです。案外いろいろなことができるので、驚かされることも多いです。

子どもの矯正治療は、できるだけ小さい頃からはじめたほうが結果が出やすいのですが、「この子はまだまだ幼くてダメです。できません」と決めつける親御さんもいて、とてももったいないと思います。上手に励ませば、立派にできるかもしれませんよ。

お子さまにとって、大好きなお父さまやお母さまの励ましは大きな力になります。幼くて純粋だからこそ、うまく導くことができればすばらしい成果を上げることもあります。

たとえば3カ月ほど頑張ってきて、はじめの頃と写真で比べてみると、明らかに良くなっていることがわかったとしたら、俄然やる気を出してくれます。写真での比較は目に見えるわかりやすい効果ですが、周囲の励ましで同じようにやる気のスイッチを押すこともできるのです。

◇Episode-5　小学5年生・女児

数軒の歯科医院を回って、どこからも「抜歯しないと無理ですよ」と言われてしまったEちゃんが当院にたどり着いた時、もう小学5年生だったので、あごの成長を利用した矯正治療をするのは手遅れかもしれないと思いました。小学5年生と言えば、上あごの骨はもう成長を終える時期ですから。

でも、Eちゃんはまじめで意思が強く、「治療してみたいです！」と言いました。お母さまは静かにその言葉を聞き、うなずいておられました。

Eちゃんはそれからどんどん背が伸びたので、少し成長が遅いタイプだったようです。これが功を奏して、あごの成長もまだ終わっていませんでした。成長の余裕があるうちに、治療をはじめることができたのでした。

でも何よりも、本人の頑張りがすごかった！　毎日きちんとトレーニングに取り組み、マウスピースもつけて、ご家庭での宿題を完璧にこなしてみせたのです。

それは、お母さまの上手な励ましがあったからでもあります。手遅れかもしれないけれど、できる限りのことをやって歯並びをきれいにしたいと頑張っているEちゃん。そんなEちゃんを見守り、いつも明るく励ましてポジティブな気持ちにさせてくれたのはお母さまでした。

小学校低学年から矯正治療をはじめた場合と同じように、Eちゃんの口元はすっかり美しくなりました。

⑼子どもの言うことに過剰反応せず、見守ってください

子育てに心配は付きものです。ケガをしないか、病気にならないかといつも気を配って、子どもを守る責任を忘れることはできません。だから心配事も絶えないと思います。

でも、それが行き過ぎてしまって、お子さまの訴えを気にし過ぎるケースもあるようです。たとえば、「痛い！　マウスピースを外したい！」と言われたら外してしまう。トレーニングの途中で「息苦しい！」と言われたら止めさせる。

お気持ちはわかりますが、それでは治療になりません。

そもそも、子どもは嫌なことから逃れるために、「痛い」とか「息苦しい」と大げさに言うことがあります。それは悪い子だからでもダメな子だからでもなく、まだ自分をコントロールできない子どもだから当たり前なのです。

それをいちいち真に受けて心配していたら、そのうちに子どもは「痛いと言えば、ママはマウスピースを外してくれる」ということを覚えて、意図的に痛みを訴えてくるようになってしまいます。

本当に我慢できないほどの痛みや不快感があれば、それは解決するべきですが、多くの場合はほおっておいても大丈夫なことが多いです。あまり過剰反応せずに、「大丈夫だよ」と一声かけて見守るぐらいが良いと思います。

◇Episode-6　小学3年生・女児

Fちゃんは未熟児で生まれ、小柄でちょっと体の弱い女の子。でも特に持病があるわけでもなく、他の子と同じように普通に学校に登校し、風邪をひきやすいという以外は元気に過ごしています。

しかし、お母さまは小さく生まれた我が子が心配でたまらないようでした。大切に大切に育て、健康管理にも人一倍気を遣っていることがわかります。

途中まで、Fちゃんの矯正治療は順調に進んでいましたが、ある時から進みが悪くなってしまいました。聞けば、Fちゃんがマウスピースを装着すると「痛い！」と言って嫌がるようになってきたというのです。

心配性のお母さまは、これまでにもFちゃんの「暑い！」「寒い！」「気持ちが悪い！」といった訴えには、全力で対処してきたのでしょう。

自分が不快感を訴えれば、ママは必ず何とかしてくれる。Fちゃんはそれをわかっていて、「痛い！」と言ってマウスピース装着を免除してもらおうと考えたのだと思います。

私はFちゃんに言いました。

「そんなに痛くないはずなんだけど、どうしても痛かったら、マウスピースを外す前にママじゃなくて先生に連絡してね。ママが電話してくれると思うから、先生がFちゃんの話を聞くよ！」
結局、Fちゃんから電話が来ることはなく、それからは治療も順調に進みました。

⑽お父さまもご協力ください

以前に比べると、子育てに熱心なお父さま方が増えていると実感しています。治療方針について理解しようとしたり、質問を投げかけてくださったり、矯正治療にも積極的に関わるお父さまもいらっしゃいます。

とはいえ、まだまだ多くのご家庭でお母さまのワンオペ育児が常態化しています。矯正治療も、母親の責任とばかりに背負い込んで一人で頑張ってしまう。すると、ますます負担感が増して苦しくなりますよね。

そこで、お父さまの出番です。お父さまは論理的に考えることが得意なのか、治療に対する理解度も高く、頼れる存在になり得ます。妻任せにせず、お父さまもぜひお子さまを見守ってください。

以上が、村瀬千明流の矯正治療をする際のお願いです。

わずらわしいと思われるかもしれませんが、お子さまの健康と明るい未来のためには必要なことです。私は、みなさんと協力し合ってお子さまの成長を促していくことを目指しています。

ご理解いただける方に、ぜひ当院にいらしていただきたいです。

子どもにとって必要な「楽しみながら」のエッセンス

子どもの矯正治療は、通院するだけでなくご家庭でのトレーニングが必須。毎日のマウスピース装着も必須。だから根気がいる。親のサポートも必須。

こう聞くと、まるで苦行ではないかと思って、治療をはじめる勇気がなくなってしまうかもしれませんね。

でも、そんなに心配しないでください。苦しいというより面倒くさいだけです。面倒くさいことをやるのは人としての学びになります。

それに、工夫次第で子どもにも楽しく続けられると思います。何でも考え方次第ですね。あまりネガティブに考えず、「ちゃんと治療した人たちがいるのだから、きっと自分たちにもできる！」と考えて挑戦してみてください。

治療に限らず、何をするにしても子どもは飽きっぽいし自制心もまだないので、うまくニンジンをぶら下げて誘導することも考えて良いと思います。

実際に私は、教育プログラムの中で「ここまで合格したらおもちゃをプレゼント！」ということをやっています。おもちゃ目当てでもなんでも、一生懸命にトレーニングをしてくれたら治療が進みます。

みなさんも、「ご褒美と引き換えにするなんて、ズルい子になってしまう」というまじめ過ぎる考えは捨てて、お子さまが楽しく矯正治療を継続できることを優先してください。

おもちゃやお菓子のご褒美だけでなく、「今日のトレーニングが終わったら30分ゲームをやってもいいよ」とか、「マウスピースをつけている間は、漫画を読んでもＯＫ！」のように、うまくやる気を引き出す工夫をしてみましょう。

子どもは素直で純粋なので、ゲーム感覚に巻き込むことが続けさせるコツかもしれません。

たとえば自分から「トレーニングをやる！」と言えた日にはカードにシールを貼ってあげて、シールが5枚溜まったら好きなお菓子を買っていい、と約束したら、喜んで自分からトレーニングするのではないでしょうか。

親御さんたちもサポート役をあまり負担に考えず、大切なお子さまの未来を明るくできるのだと考えて、一緒に楽しむぐらいの気持ちで取り組んでくだされば、と思います。

心配なことがあっても、ほとんどは杞憂《きゆう》に終わります。私が笑い飛ばして差し上げますので、安心してください。

そして、もし本当にケアするべきことがあれば、歯科医師として責任をもってご相談に乗ります。

私は、親御さんとお子さまと力を合わせて、矯正治療という共通の目標に向かって行きたいのです。

気持ちをひとつにして頑張った結果、お子さまがきれいな歯を見せて素敵な笑顔になれたら、どんなにうれしいことか。

私自身も一人の母親です。子どもたちの未来の役に立てることが、歯科医師でもある自分の喜びであり、子どもの矯正治療に没頭する理由なのです。

一緒にお子さまの未来をつくっていきましょう！

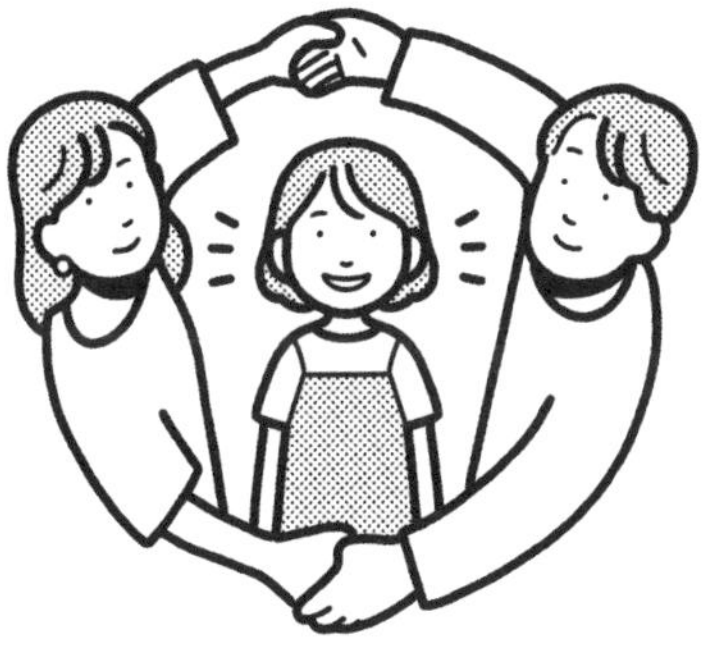

体験された親御さんの声

親子二人三脚歯科矯正を頑張っている親御さんからの
喜びと感謝の声が日々届いています。

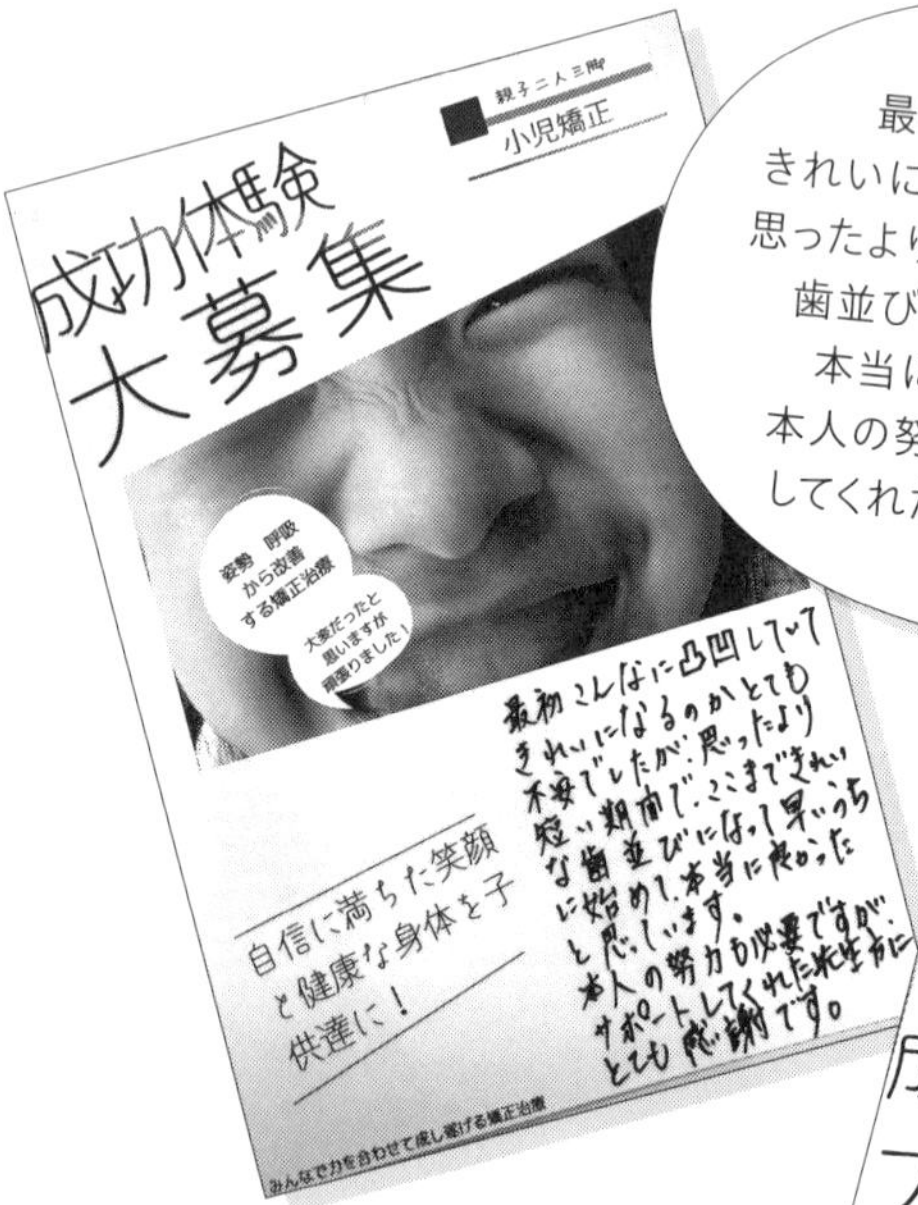

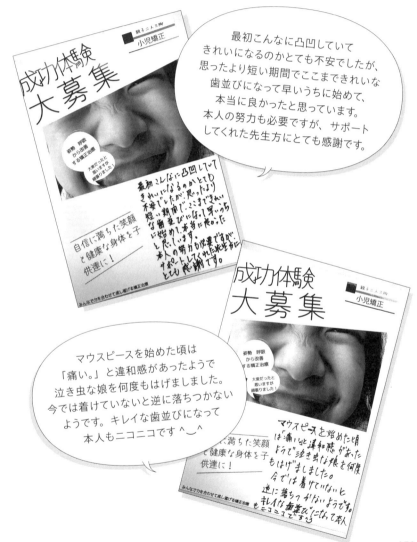

最初こんなに凸凹していて
きれいになるのかとても不安でしたが、
思ったより短い期間でここまできれいな
歯並びになって早いうちに始めて、
本当に良かったと思っています。
本人の努力も必要ですが、サポート
してくれた先生方にとても感謝です。

マウスピースを始めた頃は
「痛い。」と違和感があったようで
泣き虫な娘を何度もはげましました。
今では着けていないと逆に落ちつかない
ようです。キレイな歯並びになって
本人もニコニコです ^_^

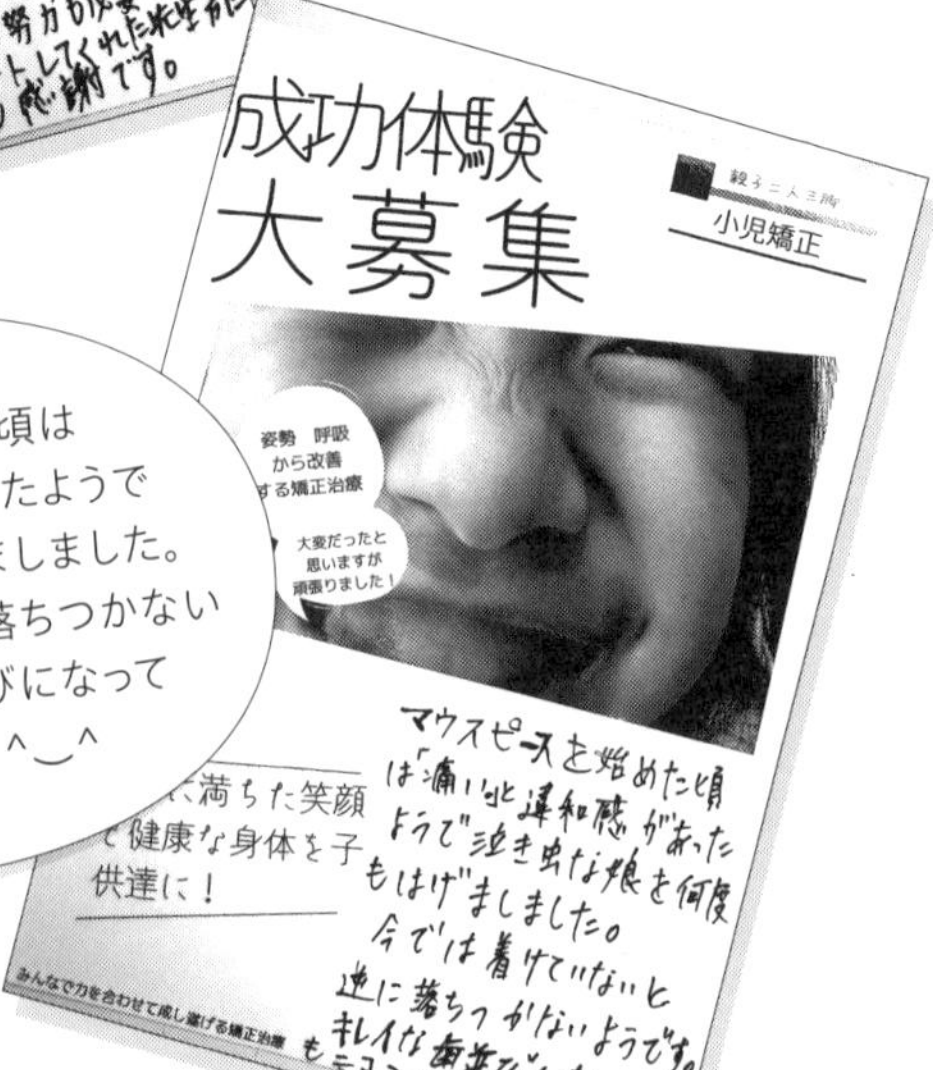

親子二人三脚歯科矯正を

毎日頑張って続けられる様に
応援し続けました
毎日やる事が大切です!!

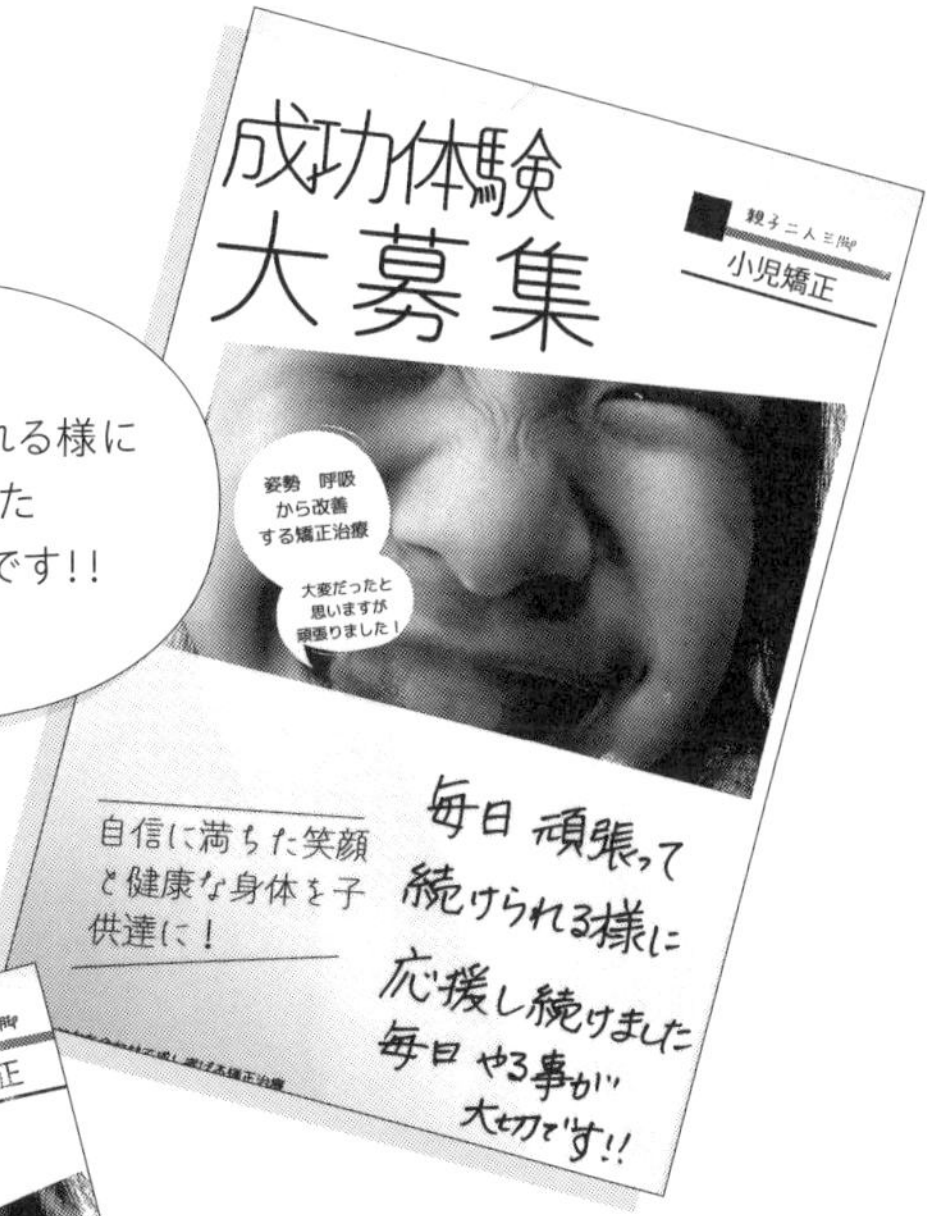

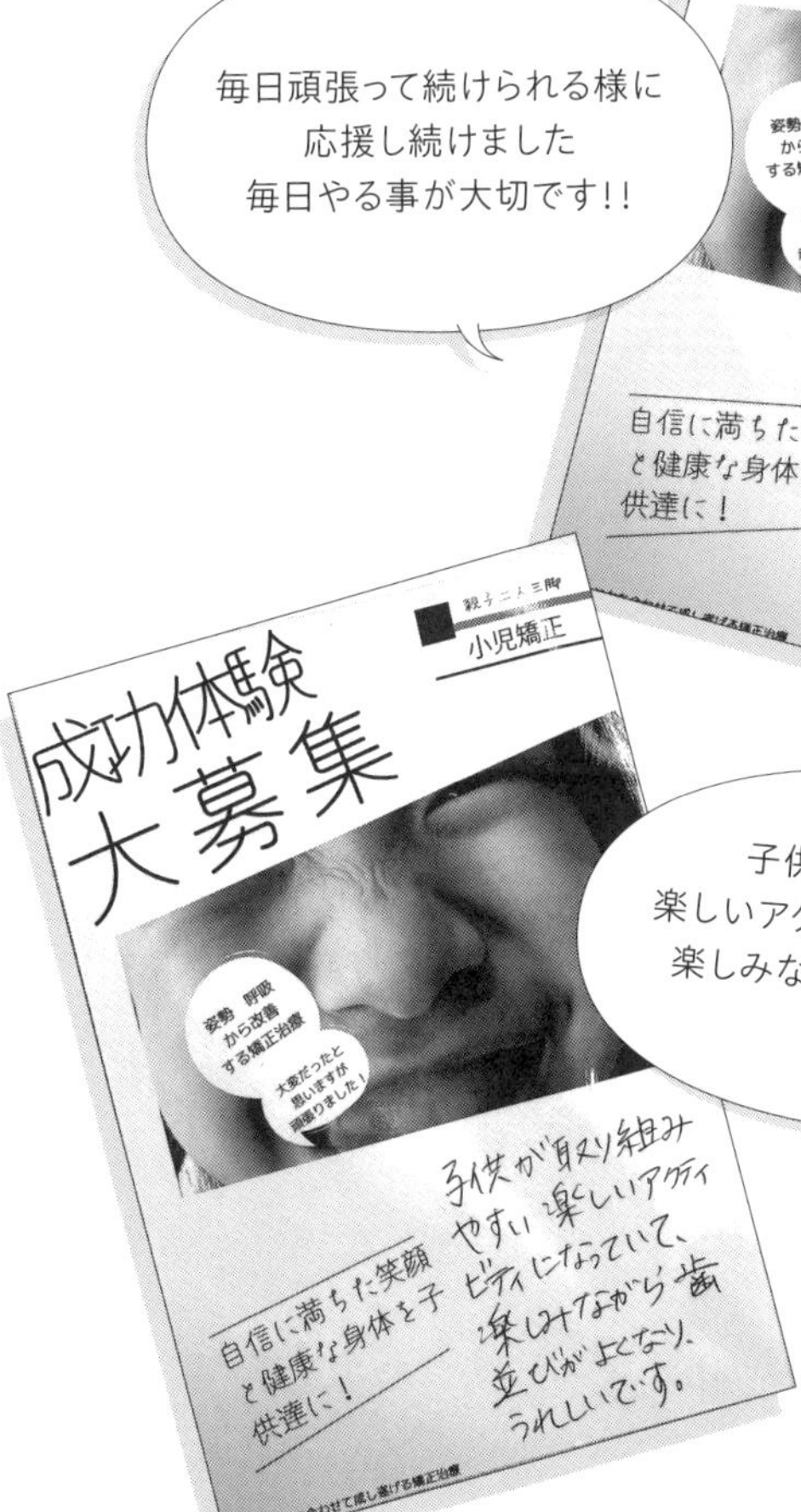

子供が取り組みやすい
楽しいアクティビティになっていて、
楽しみながら歯並びがよくなり、
うれしいです。

小児矯正 BEFORE & AFTER

1

開咬《かいこう》

上下の前歯がしっかりとかみ合っていない状態。

BEFORE

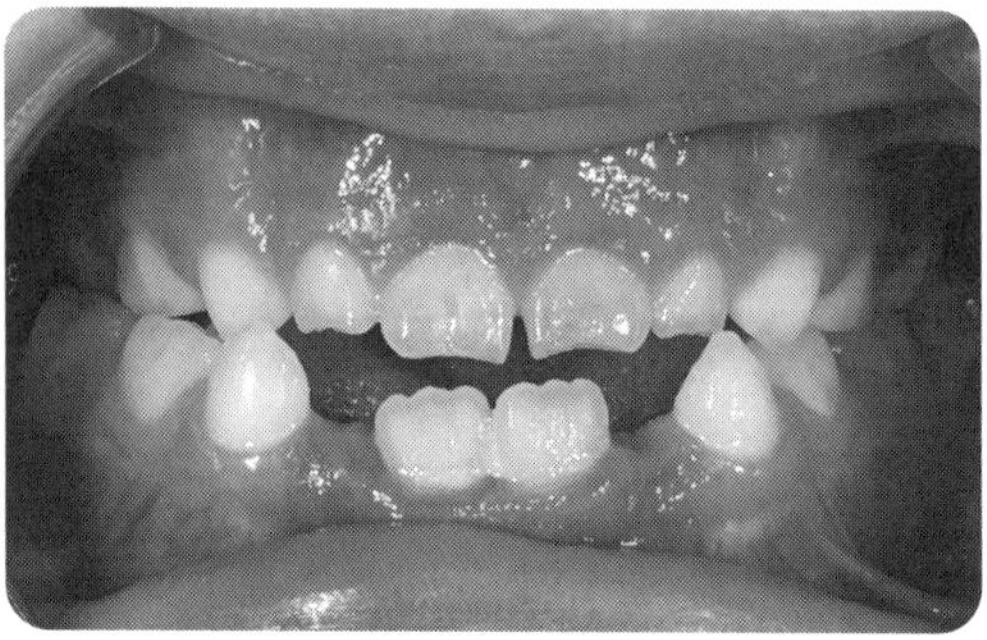

AFTER

1年
3カ月後

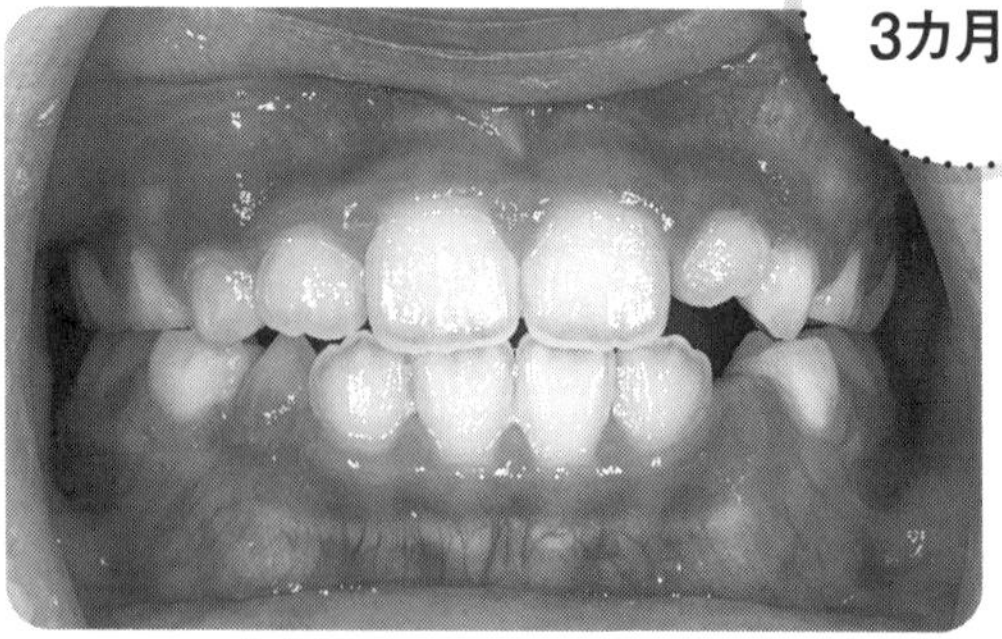

小児矯正 BEFORE & AFTER

2

上顎前突《じょうがくぜんとつ》

上顎が前に出ている、または下顎が小さいため起こる、
一般的な「出っ歯」の状態。

BEFORE

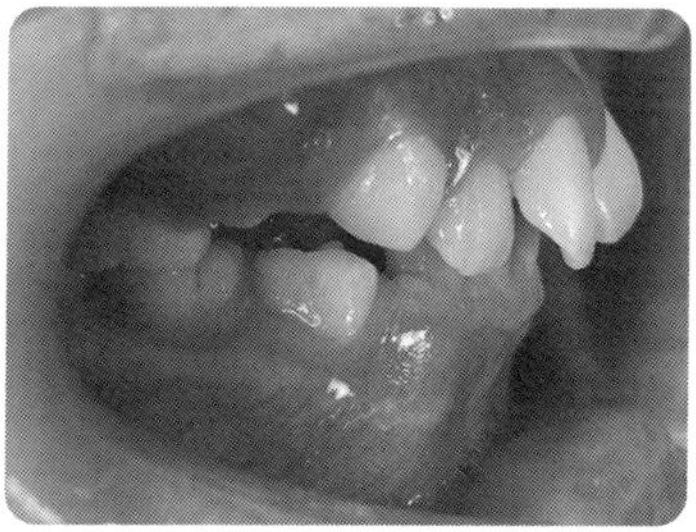

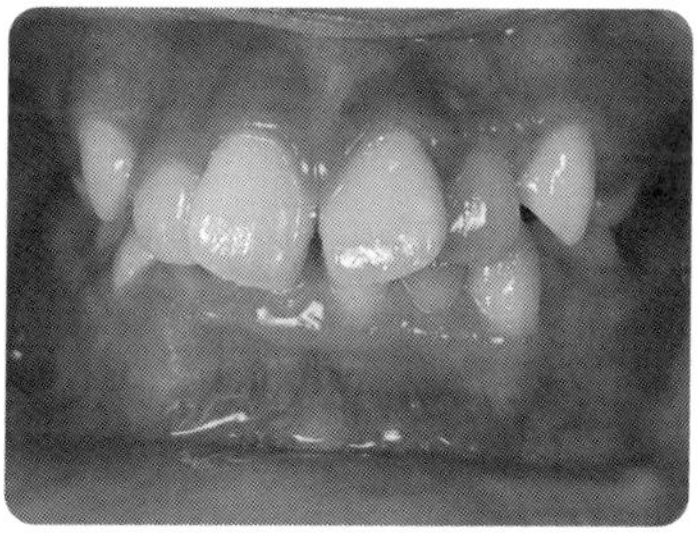

AFTER

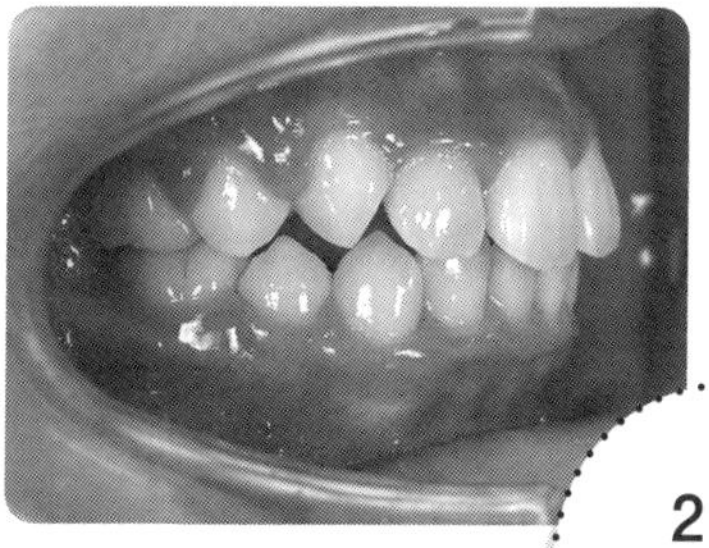

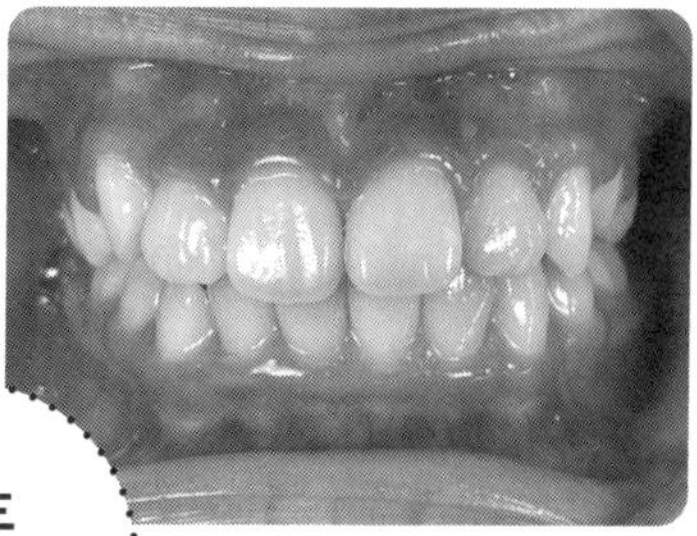

2年
10カ月後

小児矯正 BEFORE & AFTER

3

下顎前突《かがくぜんとつ》

反対咬合《はんたいこうごう》とも言う。下顎が前に出ている状態。

BEFORE

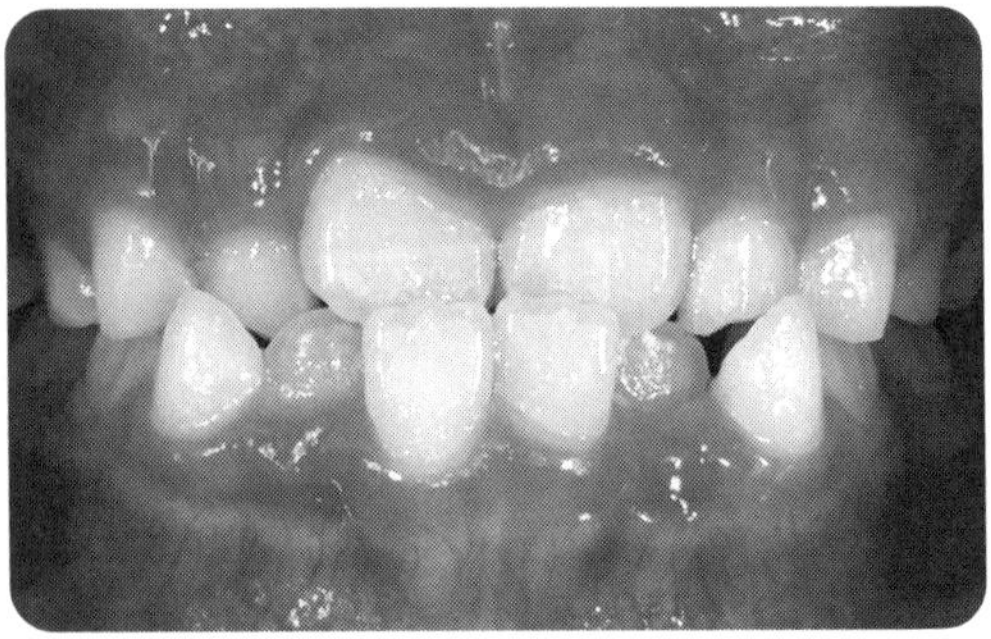

AFTER

3年
4カ月後

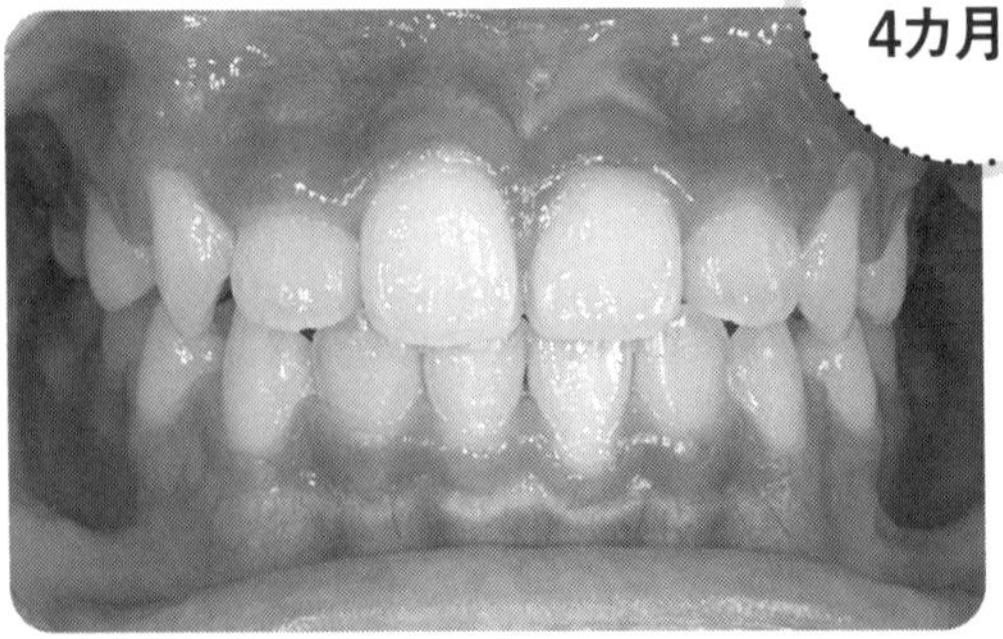

小児矯正 BEFORE & AFTER

4

過蓋咬合《かがいこうごう》

上の歯の下の歯への被さりが深い状態。

BEFORE

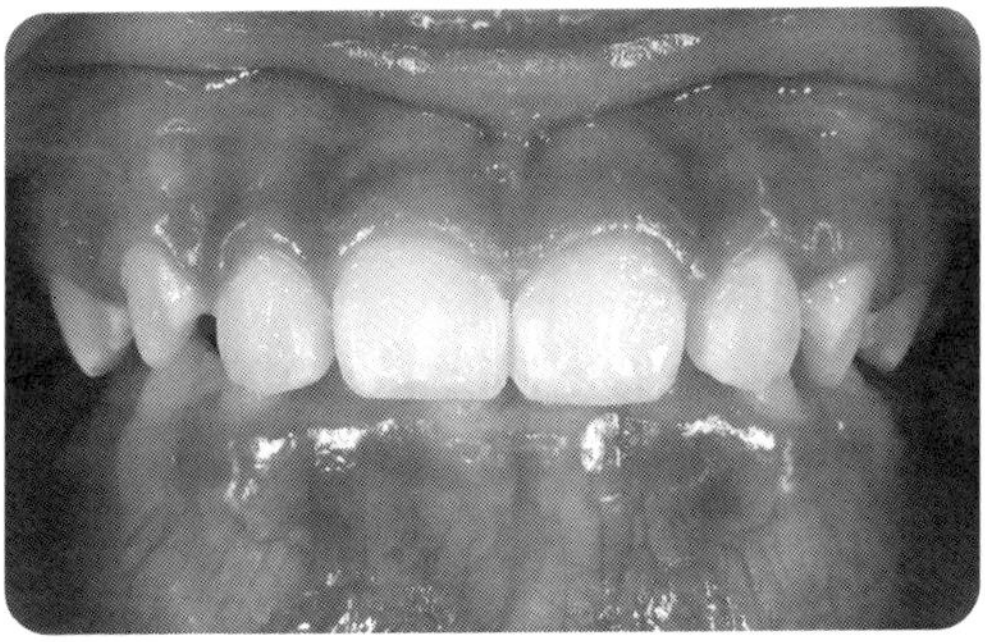

AFTER

2年
1カ月後

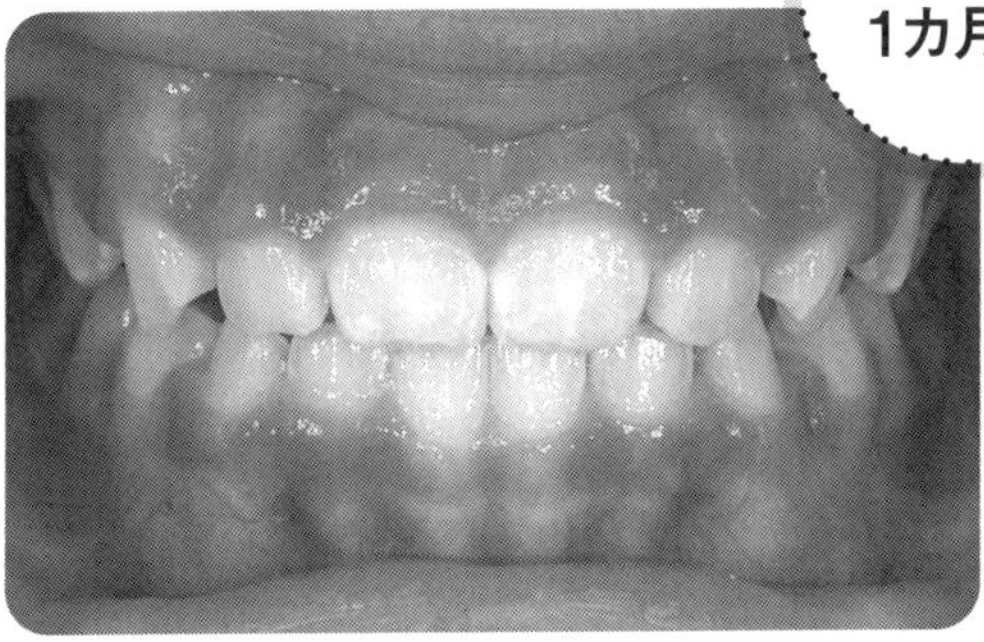

おわりに

本書を読んでいただき、ありがとうございました。

正直なところ、私には焦りがありました。なるべく早いうちから、教育プログラムを含めた矯正治療を受けることが大切なのに、その大切さをなかなかわかっていただけない。確かに簡単な治療ではないとはいえ、挫折してしまう患者さんたちもいる……。そのことが、残念でならないのです。私はお子さまの将来を明るいものにしたいのに、理解不足や根気不足からそれがつぶされてしまうケースがあることに、とてもジレンマを感じていました。

この本が、そういうジレンマを解消するものになればいいなと思っています。

最近は歯並びだけでなく原因の根本を見直す治療が増えてきていますが、まだまだ一般の方たちの認識はそれに追いついていません。だからこそ、こうした本が必要なのです。

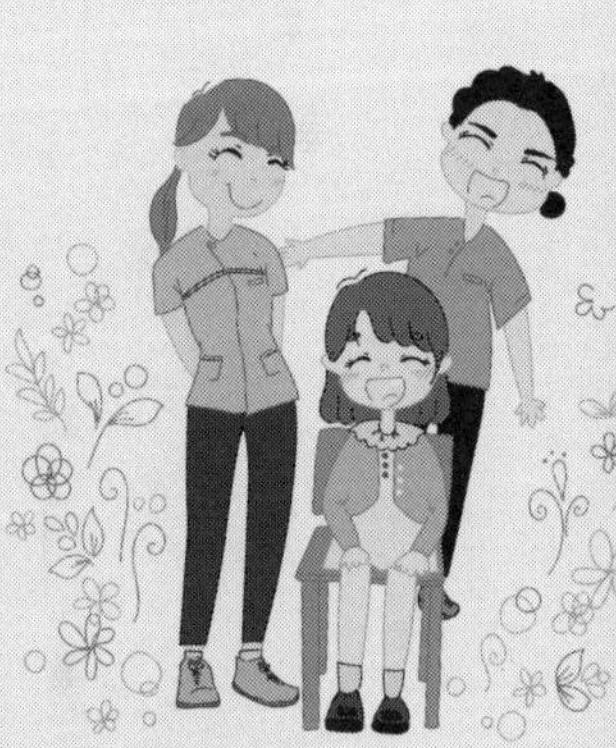

イラスト／YUKINA ITO（幕張歯科矯正歯科所属）

治療をやり切ることは大変なのですが、お子さまのしあわせを願うのなら頑張るしかありません。私をはじめ、スタッフたちもサポートしますので一緒に頑張りましょう。

当院では、私以外のドクターも小児矯正治療に対応できるようにしていますし、スタッフたちも矯正の勉強会などに積極的に参加して、研鑽《けんさん》を積んでいます。中でも、筋機能療法の勉強会のプログラムを終了して『エデュケーター』という資格を得ているスタッフたちが多くいるので、教育プログラムのトレーニング指導を任せています。

つまり、「子どもの歯科矯正チーム」として一丸となって研鑽を積んでいるのです。医療情報には新しい発見や変化も多いため、常に勉強し続けなければ十分な治療ができません。みんなそれを実感していて、学び続けることの重要性を身に染みて感じています。

たとえ治療が大変でも、二人三脚でやり遂げれば親子の絆は深まります。私たちチーム一同も、そんな絆を目にすることができたらうれしいですし、仕事の励みにもなります。

ですから、親子だけの閉じた世界で孤独にトレーニングするとは考えずに、ぜひ当院のチームの存在を思い出してください。全力でサポートします！

村瀬千明

著者プロフィール

村瀬《むらせ》　千明《ちあき》

日本矯正歯科学会認定医。

1979年、千葉県生まれ。医師や歯科医を相手に保険の仕事をしていた母のすすめと、バブル崩壊後の就職氷河期ということから、手に職を付け、「長く自信をもって働きたい」と歯科医を目指す。

2005年、東京歯科大学卒業。結婚、出産を経て、2009年、東京歯科大学矯正歯科臨床専修課程に入局。2011年、夫とともに千葉県市原市に「むらせ歯科医院」を開業する。

2012年、専修課程修了。医療法人社団千友会設立。2013年、日本矯正歯科学会認定医を取得。2023年現在、千葉県内にて歯科矯正、予防歯科に特化した4つの歯科医院を運営している。

本書購入者に
貴重な特典を
プレゼントします！

http://pubca.net/cam/childlife/

キャンペーン
申し込みはこちらから

https://asp.jcity.co.jp/FORM/?userid=sunriset&formid=199

プロデュース……………………水野俊哉
編集協力……………………尾崎久美
イラスト……………………金安亮
装丁・DTP……………………鈴木大輔・江﨑輝海・仲條世菜（ソウルデザイン）

【親子二人三脚歯科矯正】が
子どもの人生を変える！

2023年4月27日　初版第1刷発行

著　者……村瀬千明
発行者……西潟洸徳
発　行……サンライズパブリッシング株式会社
〒150-0043
東京都渋谷区道玄坂１－12－１　渋谷マークシティW22
発売元……株式会社飯塚書店
112-0002 東京都文京区小石川５－16－４
印刷・製本…中央精版印刷株式会社

ISBN978-4-7522-9005-6
Cコード　0077